Monographien aus dem
Gesamtgebiete der Psychiatrie

Springer
Berlin
Heidelberg
New York
Barcelona
Budapest
Hong Kong
London
Mailand
Paris
Tokyo

Monographien aus dem
Gesamtgebiete der Psychiatrie

81

Herausgegeben von
H. Hippius, München · W. Janzarik, Heidelberg
C. Müller, Onnens (VD)

Band 73 **Emil Kraepelin und die Psychiatrie als klinische Wissenschaft**
Ein Beitrag zum Selbstverständnis psychiatrischer Forschung
Von P. Hoff

Band 74 **Burnout in der psychiatrischen Krankenpflege**
Resultate einer empirischen Untersuchung
Von J. Modestin, M. Lerch und W. Böker

Band 75 **Die Psychiatrie in der Kritik**
Die antipsychiatrische Szene und ihre Bedeutung
für die klinische Psychiatrie heute
Von T. Rechlin und J. Vliegen

Band 76 **Postpartum-Psychosen**
Ein Beitrag zur Nosologie
Von J. Schöpf

Band 77 **Psychosoziale Entwicklung im jungen Erwachsenenalter**
Entwicklungspsychopathologische Vergleichsstudien
an psychiatrischen Patienten und seelisch gesunden Probanden
Von H.-P. Kapfhammer

Band 78 **Dissexualität im Lebenslängsschnitt**
Theoretische und empirische Untersuchungen zu Phänomenologie
und Prognose begutachteter Sexualstraftäter
Von K. M. Beier

Band 79 **Affekt und Sprache**
Stimm- und Sprachanalysen bei Gesunden,
depressiven und schizophrenen Patienten
Von H. H. Stassen

Band 80 **Psychoneuroimmunologie psychiatrischer Erkrankungen**
Untersuchungen bei Schizophrenie und affektiven Psychosen
Von N. Müller

Band 81 **Schlaf, Schlafentzug und Depression**
Experimentelle Studien zum therapeutischen Schlafentzug
Von M. H. Wiegand

Michael H. Wiegand

Schlaf, Schlafentzug und Depression

Experimentelle Studien
zum therapeutischen Schlafentzug

Mit 9 Abbildungen und 24 Tabellen

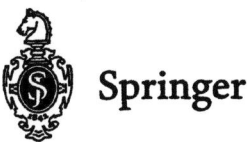
Springer

Dr. med. Dipl.-Psych. Michael H. Wiegand
Psychiatrische Klinik und Poliklinik
der Technischen Universität München
Ismaninger Straße 22
81675 München

ISBN-13:978-3-642-79781-1   e-ISBN-13:978-3-642-79780-4
DOI: 10.1007/978-3-642-79780-4

Die Deutsche Bibliothek – CIP-Einheitsaufnahme

Wiegand, Michael H.:
Schlaf, Schlafentzug und Depression: experimentelle Studien
zum therapeutischen Schlafentzug; mit 24 Tabellen / Michael
H. Wiegand. – Berlin; Heidelberg; New York; Barcelona;
Budapest; Hong Kong; London; Mailand; Paris; Tokyo:
Springer, 1995
(Monographien aus dem Gesamtgebiete der Psychiatrie; Bd. 81)
ISBN-13:978-3-642-79781-1
NE: GT

Dieses Werk ist urheberrechtlich geschützt. Die dadurch begründeten Rechte, insbesondere die der Übersetzung, des Nachdrucks, des Vortrags, der Entnahme von Abbildungen und Tabellen, der Funksendung, der Mikroverfilmung oder der Vervielfältigung auf anderen Wegen und der Speicherung in Datenverarbeitungsanlagen, bleiben, auch bei nur auszugsweiser Verwertung, vorbehalten. Eine Vervielfältigung dieses Werkes oder von Teilen dieses Werkes ist auch im Einzelfall nur in den Grenzen der gesetzlichen Bestimmungen des Urheberrechtsgesetzes der Bundesrepublik Deutschland vom 9. September 1965 in der jeweils geltenden Fassung zulässig. Sie ist grundsätzlich vergütungspflichtig. Zuwiderhandlungen unterliegen den Strafbestimmungen des Urheberrechtsgesetzes.

© Springer-Verlag Berlin Heidelberg 1995
Softcover reprint of the hardcover 1st edition 1995

Die Wiedergabe von Gebrauchsnamen, Handelsnamen, Warenbezeichnungen usw. in diesem Werk berechtigt auch ohne besondere Kennzeichnung nicht zu der Annahme, daß solche Namen im Sinne der Warenzeichen- und Markenschutz-Gesetzgebung als frei zu betrachten wären und daher von jedermann benutzt werden dürften.

Herstellung: Renate Münzenmayer
Satz: Reproduktionsfertige Vorlage vom Autor
SAP 10488886   25/3134 – 5 4 3 2 1 0 – Gedruckt auf säurefreiem Papier

Vorwort

Schlafentzug wirkt antidepressiv. Im Gegensatz zu anderen antidepressiven Verfahren wie Pharmakotherapie oder Psychotherapie tritt die Wirkung innerhalb weniger Stunden ein. Allerdings ist der therapeutische Effekt nur flüchtig: in der Regel kommt es während des folgenden Nachtschlafes zu einem Rückfall in die Depression. Aus diesem Grunde hat sich Schlafentzug trotz seiner unmittelbaren Wirksamkeit keineswegs als Therapie der Wahl bei Depressionen etablieren können. Das gilt auch für den sogenannten partiellen Schlafentzug, bei dem der Patient lediglich in der ersten oder zweiten Nachthälfte wachbleibt. Im klinischen Alltag, vor allem im Rahmen stationärer Depressionsbehandlungen, wird Schlafentzug meist als "adjuvantes" Therapieverfahren eingesetzt, oft nur bei Fällen, die auf eine medikamentöse Behandlung nicht in angemessener Frist ansprechen.

Diese Einschränkungen schmälern keinesfalls die Bedeutung des Schlafentzugs als eines wichtigen experimentellen Paradigmas in der Depressionsforschung. Allerdings haben sich auch in dieser Hinsicht die anfänglichen hohen Erwartungen nicht ganz erfüllt. Vorherrschende Forschungsstrategie war bislang die Suche nach Korrelaten (Prädiktoren und Effekten) des Ansprechens auf Schlafentzug; die Hoffnung, auf diesem Wege entscheidende Erkenntnisse zur Pathogenese der Depression zu gewinnen, wurden bislang weitgehend enttäuscht.

Im vorliegenden Buch wird zunächst ein Überblick über den derzeitigen Forschungsstand gegeben. Auf die Darstellung der wesentlichsten vorliegenden empirischen Befunde (Abschnitte 1.1 bis 1.6) folgt eine Aufstellung und kurze Diskussion der wichtigsten Hypothesen zur Wirkungsweise therapeutischen Schlafentzugs (Abschnitt 1.7). Im Anschluß daran werden eigene experimentelle Untersuchungen zum Schlafentzug bei depressiven Patienten vorgestellt, in denen die bisher übliche Forschungsstrategie in zwei Richtungen weiterentwickelt wurde: untersucht wurden die Wirkungen *mehrfach wiederholten* totalen Schlafentzuges (Abschnitt 2.1) sowie die *Effekte von Tagschlaf-Episoden ("naps")* auf die Befindlichkeit schlafdeprivierter depressiver Patienten (Abschnitt 2.2). Die Ergebnisse der eigenen Untersuchungen werden in den Abschnitten 3.1 bis 3.3 zusammenfassend diskutiert. Im Anschluß daran wird ein Modell zur Wirkungsweise therapeutischen Schlafentzugs skizziert, das viele der vorliegenden empirischen Befunde und theoretischen Überlegungen zu integrieren vermag (Abschnitt 3.4).

Die diesem Buch zugrundeliegenden Studien wurden während meiner Tätigkeit am Max-Planck-Institut für Psychiatrie in München durchgeführt. Neben Herrn

Professor Dr. Detlev Ploog als damaligem Direktor danke ich insbesondere Herrn Professor Dr. Detlev von Zerssen, der einen großen Teil der hier dargestellten Untersuchungen initiiert hat, sowie Herrn Professor Dr. Hinderk Emrich; sie alle haben die Arbeit stets durch Anregungen und Kommentare unterstützt. Mein besonderer Dank jedoch gilt Herrn Professor Dr. Mathias Berger. Als Mitarbeiter in seiner damaligen Forschungsgruppe wurde ich von ihm vielfältig gefördert; seine Ideen und Anregungen haben nicht nur das vorliegende Buch, sondern meinen wissenschaftlichen Werdegang allgemein ganz entscheidend geprägt. Ich danke auch den ärztlichen und psychologischen Kollegen, die an den experimentellen Untersuchungen mitgewirkt haben: Herrn Dr. Wolfgang Schreiber, Herrn Dr. Werner Ettmeier, Herrn Professor Dr. Dieter Riemann und Herrn Dr. Christoph Lauer; dieser hat darüber hinaus auch durch seine kritischen und hilfreichen Kommentare in ganz entscheidender Weise zur Endfassung des Manuskripts beigetragen. Mein Dank gilt ferner den Krankenschwestern und Krankenpflegern der Station 4 des Max-Planck-Institutes für Psychiatrie, vor allem Frau Ursula Hofer; ohne ihre engagierte Mitarbeit wäre die Durchführung dieser Studien nicht möglich gewesen. Sehr herzlich danke ich auch allen Mitarbeitern des Schlaflabors, vor allem dessen damaligem Leiter, Herrn Dr. Jürgen Zulley, sowie Frau Franca Heyder, Herrn Ulrich Schubert und den studentischen Sitzwachen, die die Schlafableitungen durchgeführt haben. Mein Dank gilt ferner Herrn Matthias Junker, Herrn Ronald Kinney und Herrn Stephan Stolz für ihre wichtige Mitarbeit als studentische Hilfskräfte.

Ein sehr herzlicher Dank gilt auch Herrn Professor Dr. Hans Lauter, der das Entstehen dieses Buches stets wohlwollend gefördert hat und durch seine Anregungen und Kommentare viel zu seiner definitiven Gestaltung beigetragen hat.

München, im April 1995   Michael H. Wiegand

Inhaltsverzeichnis

1	**Literaturüberblick**	1
1.1	Schlaf bei affektiven Störungen	1
1.2	Antidepressive Wirkung von Schlafentzug	4
1.2.1	Methodik bisheriger Studien	5
1.2.2	Wirkungen totalen Schlafentzuges	5
1.2.3	Varianten des Schlafentzugs	9
1.2.4	Prädiktoren für das Ansprechen auf Schlafentzug	12
1.3	Depressiogene Wirkung von Schlaf	15
1.3.1	Nachtschlaf nach Schlafentzug	15
1.3.2	Tagschlaf ("naps") nach Schlafentzug	16
1.4	Therapeutische Schlafentzugs-Wirkungen bei anderen Erkrankungen	17
1.5	Schlafentzug und andere Variationen des Schlaf-Wach-Rhythmus bei Gesunden	18
1.5.1	Wirkungen totalen Schlafentzugs	18
1.5.2	Wirkung anderer Variationen des Schlaf-Wach-Rhythmus	20
1.5.3	Wirkung selektiven REM-Schlaf-Entzugs	22
1.6	Exkurs: Tierexperimentelle Befunde zum Schlafentzug	22
1.7	Hypothesen zum therapeutischen Schlafentzug	23
1.7.1	Resynchronisierung	24
1.7.2	Phasenverzögerung	25
1.7.3	"Prozeß-S"-Steigerung	26
1.7.4	Inaktivierung einer depressiogenen Substanz	27
1.7.5	REM-Schlaf-Suppression / Senkung zentralnervöser cholinerger Aktivität	27
1.7.6	Steigerung zentralnervöser aminerger Aktivität	29
1.7.7	Steigerung der Schilddrüsen-Aktivität	29
1.7.8	Hitze- oder Energieentzug	30
1.7.9	Senkung eines "overarousals" / Anhebung eines "hypoarousals"	31
1.7.10	Senkung der Krampfschwelle	31
1.7.11	Vermeidung von "optional sleep"	32
1.7.12	Psychologische Hypothesen	32

2	**Eigene Untersuchungen**	35
2.1	Studie 1: Mehrfach wiederholte totale Schlafentzüge	35
2.1.1	Fragestellungen	35
2.1.2	Methodik	36
2.1.3	Ergebnisse	43
2.2	"Nap"-Studien	56
2.2.1	Gemeinsame methodische Charakteristika	56
2.2.2	Studie 2: "REM-naps" und "NonREM-naps" um 13 Uhr	59
2.2.3	Studie 2a: Kurze und lange "naps" um 9 Uhr	61
2.2.4	Studie 3: "REM-naps" und "NonREM-naps" um 9 Uhr	63
2.2.5	Studie 4: Morgen-"naps" und Nachmittags-"naps"	65
2.2.6	Studie 4a: "Naps" um 5 Uhr	68
2.2.7	Gemeinsame Analyse der "nap"-Studien: Korrelate des "nap"-Effektes	69
3	**Diskussion**	75
3.1	Antidepressive Wirkung von Schlafentzug	75
3.1.1	Klinische Wirkungen wiederholter Schlafentzüge	75
3.1.2	Methodologischer Exkurs: Fremd- und Selbstratings	77
3.1.3	Demographische und klinische Response-Prädiktoren	78
3.1.4	Tagesschwankungen der Befindlichkeit als Response-Prädiktoren	78
3.1.5	Response und psychologische Variablen	80
3.1.6	Response und Schlafvariablen	82
3.2	Depressiogene Wirkung von Schlaf	83
3.2.1	Zusammenhang mit Schlafdauer	84
3.2.2	Zusammenhang mit Tiefschlaf	85
3.2.3	Zusammenhang mit REM-Schlaf	86
3.2.4	Zusammenhang mit Schlafzeitpunkt	87
3.3	Übergreifende Aspekte	90
3.3.1	Sind Schlaf und Schlafvermeidung die entscheidenden Faktoren?	90
3.3.2	Sind die Effekte depressionsspezifisch?	91
3.3.3	Ist Schlafentzug klinisch nützlich?	93
3.4	Versuch einer Integration	94
4	**Zusammenfassung**	97
	Literatur	101
	Sachverzeichnis	117

1 Literaturüberblick

1.1 Schlaf bei affektiven Störungen

Die Schlafstörungen und die objektiv erfaßbaren Veränderungen der Schlafstruktur von Patienten mit affektiven Störungen sind seit langer Zeit Gegenstand intensiver Forschungen. Schon früh hat man versucht, in ihnen einen Schlüssel zur Erklärung der antidepressiven Wirkung totalen Schlafentzugs zu suchen. Neunzig Prozent aller depressiven Patienten leiden unter Insomnie (Mendelson et al. 1977); sie haben Einschlafstörungen, Durchschlafstörungen, oder sie erwachen frühmorgens vorzeitig, ohne nochmals einschlafen zu können. Bei Untergruppen depressiver Patienten kann auch eine Hypersomnie auftreten; dabei handelt es sich meist um Patienten mit bipolaren affektiven Störungen (Detre et al. 1972; Michaelis u. Hofmann 1973) oder mit saisonalen affektiven Störungen (SAD) (Rosenthal et al. 1984; Kasper et al. 1988a, 1988b). In allen operationalisierten psychiatrischen Diagnosesystemen gehören Schlafstörungen zu den diagnostischen Kriterien für depressive Erkrankungen (z.B. RDC (Spitzer et al. 1977), DSM-III-R (American Psychiatric Association 1987), ICD-10 (Dilling et al. 1991)). Das gleiche gilt für die meisten Skalen zur Erfassung depressiver Symptomatik, beispielsweise die Hamilton-Depressions-Skala (HAMD, Hamilton 1967) oder die Montgomery-Asberg-Skala (MADRS, Montgomery u. Asberg 1979).

Häufig sind Schlafstörungen das Initialsymptom einer Depression (Demel et al. 1980). Im Erleben des Patienten steht die Schlafstörung nicht selten derart im Vordergrund, daß er die Enstehung der Depression vollständig darauf zurückführt. Es ist umstritten, inwieweit die Art der Schlafstörung differentialdiagnostische Bedeutung hat. Als klinische "Faustregel" gilt, daß Einschlafstörungen vorrangig bei neurotischen und reaktiven Depressionen, Durchschlafstörungen dagegen in erster Linie bei endogenen Depressionen bzw. Melancholien auftreten (Tölle 1982). In der Literatur liegen hierzu kontroverse Befunde vor: während Kiloh u. Garside (1963) diese Regel bestätigen konnten, fanden Hinton (1963) und Costello u. Selby (1965) keinen Hinweis auf eine entsprechende differentialdiagnostische Relevanz.

Aussagekräftiger sind solche Studien, in denen der Schlaf depressiver Patienten durch polysomnographische Aufzeichnungen im Schlaflabor objektiv erfaßt wurde. Bei der nächtlichen *Polysomnographie* werden simultan während des Schlafes mindestens folgende Parameter erfaßt: das Elektroenzephalogramm (EEG), das Elektrookulogramm (EOG) und das Elektromyogramm (EMG). Aufgrund bestimmter Konstellationen dieser Parameter wird der Schlaf in fünf Stadien klassifiziert (Rechtschaffen u. Kales 1968). Das Schlafstadium 1 entspricht einem sehr flachen Schlaf, der meist nur beim Einschlafen für kurze Zeit vorherrscht. Das Stadium 2 ist das zeitlich ausgedehnteste Schlafstadium, das durch charakteristische EEG-Graphoelemente (Schlafspindeln und K-Komplexe) gekennzeichnet ist. Die Stadien 3 und 4 bezeichnet man auch als "Tiefschlaf"; sie zeichnen sich durch eine EEG-Aktivität mit langsamer Frequenz und hoher Amplitude aus. Die Schlafstadien 1 bis 4 werden auch als "NonREM-Schlaf" zusammengefaßt und dem "REM-Schlaf" gegenübergestellt. Dieses Stadium, das erst 1953 entdeckt wurde (Aserinsky u. Kleitman 1953), ist benannt nach einem seiner Charakteristika, nämlich den schnellen Augenbewegungen (rapid eye movements), die sich im Elektrookulogramm zeigen. Zugleich ist dieses Stadium durch das weitgehende Fehlen von Muskeltonus gekennzeichnet. Dem REM-Schlaf liegen neurophysiologische Prozesse zugrunde, die sich zum Teil sehr stark von denen im NonREM-Schlaf unterscheiden; in diesem Stadium spielt sich wohl der größte Teil der Traumaktivität ab. Während einer Nacht zeigt sich bei gesunden Personen ein zyklischer Wechsel von NonREM- und REM-Schlaf. Etwa vier bis sechs solcher NonREM/REM-Zyklen werden pro Nacht durchlaufen. Zu Beginn der Nacht dominiert dabei der Tiefschlaf, während in der zweiten Nachthälfte die REM-Phasen deutlich länger werden (eingehendere Ausführungen zur Schlafphysiologie und Polysomnographie siehe Pollmächer u. Lauer 1992).

Polysomnographische Untersuchungen an Patienten mit Depressionen wurden erstmals 1946 durch Diaz-Guerrero et al. durchgeführt; weitere Studien (überwiegend an medikamentös behandelten Patienten) stammen von Gresham et al. (1965), Hartmann (1968), Mendels u. Hawkins (1971) und Snyder (1972). In späteren Studien wurden die Schlafuntersuchungen - entsprechend unseren heutigen methodischen Standards - unter strikt medikationsfreien Bedingungen (mit einer mindestens einwöchigen "Auswaschphase") durchgeführt (Kupfer u. Foster 1972; Kupfer 1976, Kupfer et al. 1988). Folgende Charakteristika des Schlafs Depressiver konnten in den meisten Studien beobachtet werden:

- Längere Einschlaflatenz, gehäuftes intermittierendes Erwachen und ein vorzeitiges definitives Aufwachen am frühen Morgen (Störungen der Schlafkontinuität, in Übereinstimmung mit dem subjektiven Erleben);
- Vermehrung flachen Schlafes (Stadium 1 gemäß der Definition von Rechtschaffen u. Kales (1968));
- Verringerung des Tiefschlafs (Stadien 3 und 4);
- Erhöhte Variabilität der REM-Schlaf-Parameter;
- Verkürzung der REM-Latenz (d.h. der Zeit zwischen Einschlafen und Auftreten der 1. REM-Phase);
- Verlängerung der 1. REM-Phase;
- Erhöhung der Augenbewegungsdichte in den REM-Phasen ("REM-Dichte").

1.1 Schlaf bei affektiven Störungen

Speziell die genannten Auffälligkeiten im REM-Schlaf haben besonderes Interesse erregt, da man zunächst den Eindruck hatte, daß hier ein für depressive Zustände spezifischer Befund vorliegen könnte. Rush et al. (1982) und Feinberg u. Carroll (1984) fanden Hinweise darauf, daß diese REM-Schlaf-Anomalien, insbesondere die Verkürzung der REM-Latenz, ein differentialdiagnostisch verwertbares Kennzeichen endogener (vs. neurotischer und reaktiver) Depressionen sein könnte. Daran knüpfte man für einige Zeit die Erwartung, in der REM-Latenz einen biologischen Marker für endogene Depressionen gefunden zu haben. Ähnlich wie auch beim Dexamethason-Suppressionstest mußten diese Erwartungen bald relativiert werden (Berger u. Klein 1984). Weder Berger et al. (1983a, 1983b) noch andere Arbeitsgruppen konnten eine solche differentialdiagnostische Valenz kurzer REM-Latenzen bestätigen. Auch stellte sich heraus, daß verkürzte REM-Latenzen keineswegs spezifisch sind für depressive Störungen, sondern ebenso bei anderen Erkrankungen auftreten. Auch in manischen Zuständen wurden ähnliche Schlaf-EEG-Veränderungen beobachtet wie bei depressiven Patienten, einschließlich verkürzter REM-Latenzen und gesteigerter REM-Dichte (Hudson et al. 1988); allerdings fanden Linkowski et al. (1986) lediglich Störungen der Schlafkontinuität bei Manikern. REM-Latenz-Verkürzungen wurden ferner beobachtet bei Schizophrenen (Zarcone et al. 1987, Riemann et al. 1990a), Patienten mit Angsterkrankungen (Lauer et al. 1992), Eßstörungen (Katz et al. 1984) und Zwangserkrankungen (Insel et al. 1982). Die Befundlage ist bei diesen Erkrankungen jedoch widersprüchlich; so konnten Hohagen et al. (1994) keine Verkürzungen der REM-Latenz bei Patienten mit Zwangerkrankungen beobachten. In einer vor kurzem erschienenen Metaanalyse über Schlafveränderungen bei psychischen Erkrankungen kamen Benca et al. (1992) zu dem Schluß, daß Patienten mit affektiven Störungen im Vergleich zu anderen psychiatrischen Patienten zwar hinsichtlich des Schlafs die größten Unterschiede zu gesunden Personen aufwiesen, daß jedoch keine Schlafvariable sensitiv oder spezifisch genug war, um eine reliable Diskriminierung zwischen den nosologischen Gruppen zu ermöglichen. Eine Ausnahme stellt möglicherweise die REM-Dichte dar, die in der Studie von Lauer et al. (1992) nur bei depressiven Patienten, nicht aber bei Panikpatienten erhöht war (im Gegensatz zur REM-Latenz, die in beiden Patientengruppen gleichermaßen verkürzt war).

Aus der relativen diagnostischen Unspezifität der Schlafveränderungen bei depressiven Patienten kann jedoch nicht geschlossen werden, daß sie zum Verständnis der Pathophysiologie dieser Erkrankung nichts beitragen. Für eine Beziehung zwischen Schlaf und Pathophysiologie der Depression sprechen auch die Beobachtungen und Befunde zur antidepressiven Wirkung von Schlafentzug, die im Folgenden dargestellt werden.

1.2 Antidepressive Wirkung von Schlafentzug

Die Entdeckung der antidepressiven Wirkung von Schlafentzug wird meist dem Tübinger Psychiater Schulte (1966; 1971) zugeschrieben. Doch handelte es sich dabei eigentlich um eine Wiederentdeckung, denn schon im vorigen Jahrhundert gab es vereinzelte Hinweise auf diese Methode in der Literatur. Heinroth (1818) kommentiert die "Schlafentziehung" folgendermaßen: "... ein Mittel, welches grausam scheint, aber doch wohlthätig wirkt: die Kranken werden von Zeit zu Zeit, wenn sie sich dem Schlafe überlassen wollen, geweckt". Diese Methode ist für ihn Ausdruck eines allgemeineren therapeutischen Prinzips zur Behandlung von Melancholikern: " ... mehr Wachen als Schlaf: mehr Bewegung als Ruhe: denn das Leben, wenn es einmal den Stachel der Thätigkeit verloren hat, fällt der Trägheit, und mit dieser der Abstumpfung anheim, und sinkt immer tiefer in den Abgrund der Bestimmungslosigkeit, welche der Tod des Lebens ist. Nur die Wegnahme der lastenden Gewichte des Hanges zum Schlaf und zum Nichtsthun kann das Leben wieder wecken". Hierin kommt zugleich eine erste Hypothese zur Wirkungsweise des therapeutischen Schlafentzugs zum Ausdruck, deren Grundgedanke sich durchaus auch in aktuellen Theorien wiederfindet.

Schulte hatte sich schon früh mit den Auswirkungen von Schlafentzug beschäftigt. In einem Aufsatz von 1944 diskutiert er die krampfprovozierende Wirkung des Schlafentzuges im Kontext der Kriegserfahrungen; in dieser Schrift finden sich noch keinerlei Hinweise auf mögliche positive Schlafentzugseffekte. Noch 1959 vertrat Schulte die damals unter Psychiatern durchgehend übliche Auffassung, daß Schlafentzug ausschließlich als pathogen anzusehen sei und unter anderem auch Depressionen provozieren könne. Erste Hinweise auf antidepressive Wirkungen dieser Prozedur gab Schulte in einem Aufsatz von 1966; ausführlichere Fallbeispiele finden sich dann in der 1971 erschienenen Arbeit. Hier wird eindrucksvoll belegt, daß die heilsamen Wirkungen von Schlafentzügen letztlich von den Patienten selbst entdeckt worden waren; als Schulte begann, darauf aufmerksam zu werden, hatten sie diese Methode oft schon lange Zeit regelmäßig angewendet. Erst vor wenigen Jahren erschien eine Arbeit des dänischen Psychiaters Ostenfeld (1986), in dem dieser berichtet, ebenfalls aufgrund zufälliger klinischer Beobachtungen bereits seit 1954 mit Erfolg Schlafentzüge bei depressiven Patienten angewendet zu haben.

Die ersten systematischen Studien wurden zunächst von Schülern Schultes durchgeführt (Pflug u. Tölle 1971a, 1971b; Pflug 1972, 1973; Bojanovsky u. Tölle 1973; Bojanovsky et al. 1973); mittlerweile gibt es eine umfangreiche Literatur zu diesem Thema. Wu u. Bunney (1990) kamen auf eine Zahl von 61 Publikationen, die über Ergebnisse zum totalen Schlafentzug an über 1700 Patienten berichteten. Zusammenfassende Darstellungen der bisherigen Daten finden sich auch bei Elsenga (1992); besonders detailreiche Übersichten über Wirkungen und Response-Prädiktoren wurden von Kuhs u. Tölle (1986, 1991) veröffentlicht.

1.2.1 Methodik bisheriger Studien

Die meisten Studien zum therapeutischen Schlafentzug wurden an stationär behandelten Patienten durchgeführt, doch gibt es auch Berichte über eine erfolgreiche Anwendung der Methode bei ambulanten Patienten (Pflug 1972; Voss u. Kind 1974). Die Dauer des Schlafentzugs betrug meist 36 bis 40 Stunden. Über die konkreten Rahmenbedingungen der Schlafentzüge, beispielsweise die Aktivitäten der Patienten während des Entzugs, wird in den meisten Studien wenig berichtet; hier dürften erhebliche Variationen bestehen.

Die Studien unterscheiden sich hinsichtlich der angewendeten Meßinstrumente für die Erfolgskontrolle sowie der Kriterien für das Ansprechen ("Response") auf den Schlafentzug. "Response" bezieht sich dabei in der Regel auf die kurzfristige antidepressive Wirkung, wie sie am Tage nach der Schlafentzugsnacht (in Ausnahmefällen auch am Tage nach der "Erholungsnacht") erfaßt wird. Meist werden ähnliche Skalen benutzt wie auch für andere antidepressive Verfahren. Die Response-Kriterien basieren entweder auf Fremd- oder auf Selbstbeurteilung. Vielfach wird ein bestimmter Prozentsatz an Verbesserung gegenüber dem Baseline-Wert als Kriterium genommen, häufig z.B. eine 30%ige Reduktion des Scores in der Hamilton-Depressions-Skala (HAMD-21, Hamilton 1967). Es finden sich jedoch auch Definitionen, die auf der Differenz der morgendlichen Meßwerte am Tage vor und am Tage nach der Schlafentzugsnacht beruhen. In einigen Studien werden die Mittelwerte von zwei oder mehreren über den Tag verteilten Messungen vor und nach der Schlafentzugsnacht miteinander verglichen (z.B. Rudolf u. Tölle 1978a). In einigen Arbeiten wird jede (auch noch so minimale) Verbesserung als "Response" gewertet (z.B. Gerner et al. 1979). Fähndrich (1981, 1983) und Haug (1992) definieren als "Response" eine bejahende Antwort auf die Frage: "Hat Ihnen der Schlafentzug geholfen?" Manche Studien, vor allem ältere, verwenden lediglich sehr grobe qualitative oder semiquantitative Kriterien zur Erfolgsbeurteilung (z.B. "klinisch gebessert", "entlassungsfähig").

Die Einhaltung des Schlafentzugs wird fast ausnahmslos lediglich durch die Beobachtung des Pflegepersonals gewährleistet; kontinuierliche EEG-Aufzeichnungen zur Dokumentation des Wachzustandes wurden bislang nur in Einzelfällen durchgeführt (z.B. Southmayd et al. 1987a).

1.2.2 Wirkungen totalen Schlafentzuges

Wirkungen auf Befindlichkeit und Verhalten. Trotz der großen Unterschiedlichkeit der angewendeten Response-Kriterien hält sich die Streuung der in der Literatur berichteten Response-Raten in Grenzen: in der Regel wird ein Responder-Anteil zwischen 40 und 70% angegeben. Wu u. Bunney (1990) berechneten in ihrem Überblick über 61 Studien mit über 1700 Patienten eine Gesamt-Response-Rate von 59% (allerdings ist diese Zusammenfassung nicht Ergebnis einer Metaanalyse im engeren, methodisch strikten Sinne). Ausgeprägte Verschlechterungen durch Schlafentzug sind nur selten.

In manchen Einzelfallberichten wird das Eintreten der Besserung als plötzliches, meist in den frühen Morgenstunden eintretendes und zeitlich recht genau zu bestimmendes Ereignis beschrieben, beispielsweise bei Rudolf et al. (1977). Die Mehrzahl der Untersuchungen beschreibt jedoch einen mehr kontinuierlichen Prozeß im Verlaufe der Nacht. Vielfach wird, als Vorläufer der Besserung, eine "kritische Phase" am frühen Morgen beobachtet mit Unwohlsein und erheblicher Müdigkeit (Pflug u. Tölle 1971a, 1971b; Pflug 1976; Zimanová u. Vojtechovsky 1974; Rudolf u. Tölle 1978b). Haug u. Fähndrich (1988) hingegen konnten keinen bestimmten "Wendepunkt" der Stimmung identifizieren: Responder und Nonresponder begannen ab 4 Uhr zu differieren, aber erst nach 7 Uhr wurde eine deutliche Änderung erkennbar. Roy-Byrne et al. (1984) beschreiben eine Stimmungsdifferenz bei Respondern gegenüber Nonrespondern ab 5 Uhr. Nach den Beobachtungen von van den Hoofdakker u. Beersma (1988) besteht der Schlafentzugseffekt weniger in einer Aufhellung während der Nacht als vielmehr in der Verhinderung eines nächtlichen Rezidivs der Depression durch "Konservierung" einer am Vorabend (im Rahmen einer positiven Tagesschwankung der Befindlichkeit) eingetretenen Verbesserung der Befindlichkeit.

Einige Autoren berichten, daß der Schlafentzugseffekt bei manchen Patienten erst am Tag nach der "Erholungsnacht" in Erscheinung tritt (sogenannte "Tag-2-Responder"; Loosen et al. 1974; Schmocker et al. 1975; Bhanji et al. 1978). Fähndrich (1981) fand eine "Tag-2-Response" ganz überwiegend bei Patienten mit neurotischer Depression, im Gegensatz zu solchen mit endogener Depression. Neuerdings wurde dieses (über längere Zeit vernachlässigte) Problem von Kasper et al. (1990a) wieder aufgegriffen. Sie fanden, daß eine "Tag-2-Response" prädiktiv ist für das Ansprechen auf das (überwiegend noradrenerge) Antidepressivum Maprotilin, nicht jedoch für den Erfolg des (überwiegend serotonergen) Fluvoxamins. Das über die Frage der "Tag-2-Response" vorliegende Datenmaterial ist jedoch insgesamt sehr gering.

Viele Schlafentzugs-Studien sind der Frage nachgegangen, welche Wirkung ein Schlafentzug auf einzelne Symptome oder Verhaltensweisen hat. Nach übereinstimmender Beobachtung verschiedener Autoren wirkt sich der Schlafentzug besonders günstig auf depressive Verstimmung und psychomotorische Hemmung aus (Pflug u. Tölle 1971a, 1971b; van den Burg u. van den Hoofdakker 1975; Cole u. Müller 1976; Svendsen 1976; Larsen et al. 1976). Die aktivierende Wirkung von Schlafentzug konnte auch in Verhaltensbeobachtungen und psychophysiologischen Tests nachgewiesen werden. Matussek et al. (1974) fanden eine Steigerung der pedometrisch erfaßten Aktivität nach Schlafentzug; Schmocker et al. (1975) beobachteten eine psychomotorische Aktivierung im "tapping test". Bezzi et al. (1981) registrierten bei depressiven Patienten eine gesteigerte "motorische Reaktivität" nach Schlafentzug (besonders bei Vorliegen depressiver Hemmung), im Gegensatz zu gesunden Kontrollpersonen, bei denen sich eine Herabsetzung der Reaktivität zeigte. Bouhuys et al. (1990b) fanden deutlich stimulierende Effekte auf verschiedene Verhaltensmaße, wie beispielsweise vokale Parameter. Kvist u. Kirkegaard (1980) beobachteten allerdings bei Nonrespondern eine Zunahme der motorischen Hemmung. Pflug (1976) konnte nur wenig ausgeprägte

Wirkungen des Schlafentzugs auf psychomotorische Störungen beobachten. Van den Hoofdakker et al. (1989) und Bouhuys et al. (1990a) fanden bei depressiven Patienten eine Steigerung subjektiv erlebter "Aktivierung" bei gleichzeitiger Abnahme von "Streß".

Eine vorhergehende Tagesschwankung der Befindlichkeit wird etwa in einem Drittel der Fälle durch Schlafentzug intensiviert (Rudolf u. Tölle 1978a). Geht keine Tagesschwankung voraus, so wird nach Tölle u. Goetze (1987) in 16% der Fälle eine solche induziert. Die gleichen Autoren beobachteten, daß eine inverse Tagesschwankung mit Abendtief durch Schlafentzug im allgemeinen in eine positive Tagesschwankung umgewandelt wird.

Als unerwünschte Nebenwirkung wird fast regelmäßig Müdigkeit und damit verbundene vegetative Symptome in den frühen Morgenstunden berichtet.Ein durch Schlafentzug induzierter Umschlag in Manie oder Hypomanie wurde bei Patienten mit bipolaren affektiven Erkrankungen berichtet (Kretschmar u. Peters 1973; Zimanová u. Vojtechovsky 1974; Bhanji u. Roy 1975; Post et al. 1976; Cole u. Müller 1976; Pflug 1976; van Scheyen 1977; Stoddard et al. 1977; Gerner et al. 1979; Vovin et al. 1979; Knowles et al. 1979; Wehr et al. 1982, 1987; Roy-Byrne et al. 1984; Dessauer et al. 1985; Gillin 1987). In einer zusammenfassenden Analyse über diese Studien fanden Wu u. Bunney (1990) eine Auslösung hypomanischer oder manischer Zustände bei 30% der bipolaren Patienten. Die Provokation psychotischer Zustände scheint eher selten zu sein; erwähnt werden solche Vorkommnisse bei Kretschmar u. Peters (1973) und van Scheyen (1977).

Wirkungen auf Schlafparameter. Hohe Übereinstimmung herrscht in der Literatur über die verbesserte objektive Schlafkontinuität in der "Erholungsnacht" nach Schlafentzug sowohl bei Respondern (Papousek 1978; Duncan et al. 1980; Reynolds et al. 1987; Gillin et al. 1989; Riemann u. Berger 1990) als auch bei Nonrespondern (mit Ausnahme der Studie von Papousek 1978). Hinsichtlich der REM-Schlaf-Parameter in der "Erholungsnacht" liegen divergierende Befunde vor. Duncan et al. (1980) und Riemann u. Berger (1990) fanden eine REM-Latenz-Verlängerung in der Erholungsnacht bei Respondern. Demgegenüber konnten van den Hoofdakker et al. (1986), Reynolds et al. (1987) und Gillin et al. (1989) keinen Einfluß von Schlafentzug auf REM-Schlaf-Parameter beobachten. Duncan et al. (1980) fanden sogar einen REM-Rebound bei Respondern in der Erholungsnacht, Zander et al. (1981) eine verkürzte REM-Latenz bei Respondern und Nonrespondern. Keine Hinweise auf einen Einfluß von Schlafentzug auf Schlaf-EEG-Parameter ergaben die Untersuchungen von Knowles et al. (1981) und Gerner et al. (1979).

Wirkungen auf andere biologische Parameter. Bei Patienten mit endogener Depression beobachteten Rudolf u. Tölle (1978a) nach Schlafentzug eine Abflachung der circadianen Verlaufskurven von Herzfrequenz und Blutdruck, besonders ausgeprägt nach Response; die Pulskurve bleibt nach Goetze u. Tölle (1987) dagegen unbeeinflußt. Nach Pflug et al. (1981) sinkt die Körpertemperatur am Schlafentzugs-Tage ab; das nächtliche Temperatur-Minimum dagegen erhöht sich, besonders ausgeprägt bei Respondern (Elsenga u. van den Hoofdakker 1988). Schlafentzug hat offenbar keinen Einfluß auf den Verlauf der circadianen Temperaturkurve (Goetze u. Tölle 1987).

Bei Respondern konnten Matussek et al. (1974, 1977) verschiedene Veränderungen im Katecholaminstoffwechsel beobachten: gesteigerte Ausscheidung von Noradrenalin und Vanillinmandelsäure sowie höhere Noradrenalin/Adrenalin- und Noradrenalin/Dopamin-Quotienten; diese Ergebnisse wurden vor kurzem repliziert (Müller et al. 1993). Bei "Tag 2-Respondern" zeigen sich entsprechende Veränderungen in der folgenden Nacht (Loosen et al. 1974). Eine Verminderung des MHPG im Liquor bei Respondern und eine Steigerung bei Nonrespondern konnten Post et al. (1976) und Gerner et al. (1979) nachweisen. Nach Gerner et al. (1979) erhöht sich auch der Homovannilinsäure-Spiegel im Liquor bei Respondern, während die 5-Hydroxyindolessigsäure im Liquor (5-HIAA) keine Auffälligkeiten zeigt (ebenso bei van Scheyen 1977). Die Monoaminoxidase (MAO) wird durch Schlafentzug nicht beeinflußt (Wirz-Justice et al. 1976, Fähndrich 1986).

Unabhängig von der Response wird die Cortisolausschüttung im Harn gesteigert (Goetze u. Tölle 1987; Bouhuys et al. 1990a). Ebenso findet sich eine Steigerung des Serum-Cortisols, besonders ausgeprägt bei Respondern (Yamaguchi et al. 1978; Baumgartner et al. 1990a). Gerner et al. (1979) fanden zusätzlich ein Absinken des Serum-Cortisols bei Nonrespondern. Nach Bouhuys et al. (1990a) kommt es zu einer Phasenvorverlagerung des circadianen Cortisol-Rhythmus ohne Relation zur Response; demgegenüber fanden Goetze u. Tölle (1987) keinen Hinweis auf eine Beeinflussung der Phasenlage (ebenso Yamaguchi et al. (1978)), wohl aber eine erhöhte Cortisol-Amplitude.

Eine Normalisierung der Resultate im Dexamethason-Suppressions-Test (DST) wird von Holsboer-Trachsler u. Ernst (1986) beschrieben. Nach Kasper et al. (1983) und Kuhs (1985) ist die Erhöhung der Cortisol-Response unabhängig von der klinischen Wirkung.

Die meisten Untersucher beobachteten eine Steigerung der Konzentration von T3, freiem T3, T4, freiem T4 und TSH durch Schlafentzug (Kasper et al. 1988c, 1988d; Kaschka et al. 1989; Baumgartner et al. 1990). Bei "rapid cyclers" allerdings fanden Sack et al. (1988b) keine TSH-Steigerung. Die Stimulation der Schilddrüsenhormone konnten Baumgartner u. Haug (1988) schon zu Beginn der Schlafentzugs-Nacht beobachten. Responder haben schon vor dem Schlafentzug höhere Meßwerte und zeigen einen geringeren Anstieg als Nonresponder. Demgegenüber fanden Kaschka et al. (1989) einen ausgeprägteren Anstieg der Schilddrüsenparameter bei Respondern im Vergleich zu Nonrespondern.

Der nächtliche Prolactin-Anstieg wird durch Schlafentzug gehemmt (Kasper et al. 1988d; Baumgartner et al. 1990), ohne Beziehung zur Response. Bei Respondern findet sich eine Stimulation der Wachstumshormon-Ausschüttung (Baumgartner et al. 1990). Die Melatonin-Ausscheidung scheint unbeeinflußt zu bleiben (Jimerson et al. 1977).

Schlafentzug erhöht die Amplitude der visuell evozierten Potentiale (Buchsbaum et al. 1981). Kasper et al. (1988e) fanden einen entsprechenden Befund für auditorische evozierte Potentiale in der nichtdominanten Hemisphäre bei Respondern und in der dominanten Hemisphäre bei Nonrespondern.

1.2.3 Varianten des Schlafentzugs

Partieller Schlafentzug. Ein auf die erste oder zweite Nachthälfte beschränkter Schlafentzug ("früher" oder "später" partieller Schlafentzug, PSE) belastet den Patienten weniger und läßt eine bessere Compliance erwarten. Doch auch für die Forschung ist partieller Schlafentzug von Interesse: ein Vergleich zwischen frühem PSE, spätem PSE und totalem Schlafentzug eröffnet die Möglichkeit, den antidepressiven Wirkmechanismus gewissermaßen "einzukreisen". Nach Schilgen u. Tölle (1980) hat partieller Schlafentzug in der zweiten Nachthälfte eine Wirkung, die der eines totalen Schlafentzuges vergleichbar ist. Goetze u. Tölle (1981) fanden ebenfalls, daß partieller Schlafentzug in der ersten Nachthälfte einen weniger ausgeprägten antidepressiven Effekt hat. Diese Ergebnisse konnten durch Elsenga et al. (1990) repliziert werden. Eine Crossover-Studie von Sack et al. (1988a) bestätigte die Überlegenheit des Schlafentzuges in der zweiten Nachthälfte. Die Weckzeit bei diesen Studien lag bei 1.30 Uhr. Nach Fischer et al. (1990) kann die Weckung auch um 2.30 Uhr erfolgen, ohne der Schlafentzugswirkung Abbruch zu tun. Allerdings fanden Giedke et al. (1992) in einer neueren Untersuchung, in der die Schlafdauer unter beiden Bedingungen ausbalanciert wurde, keinen Unterschied in der antidepressiven Wirksamkeit von zwischen frühem und spätem partiellem Schlafentzug.

Selektiver REM-Schlaf-Entzug. Vogel (1975) und Vogel et al. (1980) untersuchten die Wirkung längerdauernden selektiven REM-Schlaf-Entzugs bei Patienten mit endogener und reaktiver Depression. In einem cross-over-Design wurden die Patienten in 6 aufeinanderfolgenden Nächten zu Beginn jeder REM-Phase bzw. in der Kontrollgruppe zu analogen Zeitpunkten in Non-REM-Phasen geweckt. Nach einer einzelnen Erholungsnacht ohne Weckungen wurde diese Prozedur mit einer weiteren Serie von 6 Experimentalnächten fortgeführt. Nach 3 Wochen zeigte sich bei den endogen Depressiven ein antidepressiver Effekt, der dem von Imipramin vergleichbar war. Patienten, die auf diese Prozedur nicht ansprachen, waren zugleich Imipramin-Nonresponder. Patienten mit nicht-endogener, reaktiver Depression zeigten keinen vergleichbaren therapeutischen Effekt.

Die Studien von Vogel sind bisher nicht repliziert worden. In einer sehr viel kürzeren Studie (mit lediglich 2 Nächten mit REM-Schlaf-Deprivation) fanden Reynolds et al. (1990) keinerlei Effekte auf die Befindlichkeit depressiver Patienten.

Schlafphasenvorverlagerung. Ausgehend von der "phase-advance-Hypothese" der Depression (s.u.) demonstrierten Wehr et al. (1979) und Wehr u. Wirz-Justice (1981) an einer Patientin mit einer bipolaren affektiven Störung einen antidepressiven Effekt durch graduelle Vorverlagerung der Schlafphase um 6 Stunden täglich; dieser hielt zwei Wochen lang an. Nach einem Rückfall wurde erneut die "phase-advance-Therapie" erfolgreich angewendet, versagte jedoch beim dritten Mal. Auch bei weiteren Patienten konnten vollständige oder zumindest partielle Remissionen erzielt werden.

Vollmann u. Berger (1993) zeigten, daß eine über mehrere Tage durchgeführte Schlafphasenvorverlagerung in der Mehrzahl der Fälle Rezidive nach erfolgreichem totalem Schlafentzug verhindern kann. Riemann et al. (1995) konnten diese Befunde replizieren und wiesen nach, daß sich die Stabilisierung des Befindens bei unmedizierten ebenso wie bei antidepressiv medizierten Patienten zeigt.

Wiederholter Schlafentzug. Verschiedentlich wurde versucht, die Wirksamkeit und damit die klinische Nützlichkeit des Schlafentzuges durch Wiederholungen oder Manipulationen von Zeitpunkt und -dauer des nachfolgenden Schlafes zu steigern. Van den Burg u. van den Hoofdakker (1975) beobachteten nach zwei totalen Schlafentzügen im Abstand von 2 Tagen jeweils nur geringfügige kurzfristige Verbesserungen der Befindlichkeit. Larsen et al. (1976) und Kvist u. Kirkegaard (1980) behandelten medikationsfreie depressive Patienten über unterschiedlich lange Zeiträume zweimal pro Woche mit Schlafentzügen und erzielten bei 29% der Patienten eine vollständige Remission. Auch Zander et al. (1981) konnten durch sechsmaligen Schlafentzug Remissionen erzielen. Ähnliches beobachteten Manthey et al. (1983) unter sechsmaligem partiellem Schlafentzug.

Während die genannten Studien an unmedizierten Patienten durchgeführt wurden, kombinierte man in anderen Untersuchungen die wiederholten Schlafentzüge mit antidepressiver Medikation. Svendsen (1976) und van Scheyen (1977) beobachteten hier sehr günstige Wirkungen, entsprechend auch Waldmann et al. (1979) mit mehrmaligen partiellen Schlafentzügen. Dessauer et al. (1985) konnten an bis dahin therapierefraktären Patienten bei fünf partiellen Schlafentzügen in fünftägigen Abständen eine schubweise, jedoch mit leichten intermittierenden Rückschritten verbundene Besserung beobachten; einen ähnlichen Verlauf sahen Holsboer-Trachsler u. Ernst (1986) und Holsboer-Trachsler et al. (1988) nach dreimaligem partiellem Schlafentzug in zweitägigen Abständen.

Die meisten der genannten Studien betonen, daß die Wirkung der einzelnen Schlafentzüge intraindividuell stark variiert. Fähndrich (1981) beobachtete bei 32 Patienten nur in 15 Fällen eine konstante Response oder Nonresponse. Auch Zander et al. (1981) betonen die mangelnde Korrelation zwischen dem ersten und dem letzten von sechs aufeinanderfolgenden Schlafentzügen. Bei Holsboer-Trachsler u. Ernst (1986) und Holsboer-Trachsler et al. (1988) prädizierte jedoch das Ansprechen auf den ersten partiellen Schlafentzug die Response auf den dritten. Ein Nachlassen der Wirkung im Sinne einer "Toleranzentwicklung" im Laufe der Zeit wurde von Roy-Byrne et al. (1984) in Einzelfällen beobachtet, ein Hinweis darauf findet sich auch bei Pflug (1976); alle übrigen Studien mit seriellen Schlafentzügen konnten kein Nachlassen der Wirkung beobachten.

Einen anderen Ansatz zur "Konservierung" einer Schlafentzugs-Response wählten van Bemmel u. van den Hoofdakker (1981). Sie demonstrierten, daß Schlafverkürzung in der "Erholungsnacht" die durch einen initialen totalen Schlafentzug erzielte Verbesserung bewahren konnte; dieses Ergebnis wurde jedoch später nicht repliziert (Elsenga et al. 1990). Sack et al. (1988a) zeigten einen kumulativen Schlafentzugseffekt durch unmittelbar aufeinander folgende partielle Schlafentzüge. Im Vergleich zu den vorstehend erwähnten Studien mit zwischengeschaltetem "normalem" Nachtschlaf (Dessauer et al. 1985; Holsboer-Trachsler u. Ernst 1986) war hier ein echter kumulativer Effekt ohne nenneswerte Rückschritte erkennbar. Ähnliche additive Wirkungen scheinen auch durch Vor- oder Rückverlagerung der Schlafphase erzielbar zu sein (Elsenga 1992).

Über eine erfolgreiche Anwendung wiederholter Schlafentzüge zur Phasenprophylaxe berichten Christodoulou et al. (1978), Lovett Doust u. Christie (1980), Papadimitriou et al. (1981) und Churchill u. Dilsaver (1990).

Schlafentzug in Kombination mit antidepressiver Medikation. Eine Verlängerung der Response auf Schlafentzug über die "Erholungsnacht" hinaus durch konkomitante Medikation wurde bereits in einigen älteren Studien berichtet (Pflug 1972; Voss u. Kind 1974; Pflug 1976; Cole u. Müller 1976; Svendsen 1976). Philipp (1978) bestätigte diese Beobachtungen; zugleich wies er darauf hin, daß der unmittelbare Effekt des Schlafentzugs keine Rückschlüsse auf die mittelfristige Wirksamkeit zuläßt. Loosen et al. (1976a, 1976b) verglichen als erste systematisch eine Gruppe von Patienten, die nur mit Clomipramin behandelt wurden, mit solchen Patienten, die zusätzlich (am Tage vor Medikationsbeginn) schlafdepriviert wurden; es zeigte sich für drei Tage eine signifikant bessere Befindlichkeit der Schlafentzugs-Gruppe. Eine weitere vergleichbare Studie wurde von Elsenga u. van den Hoofdakker durchgeführt (1983). Auch diese Autoren fanden eine Überlegenheit einer mit Clomipramin und vier totalen Schlafentzügen innerhalb von zwei Wochen behandelten Gruppe gegenüber nur mit Clomipramin behandelten Patienten sowie einer Schlafentzug/Placebo-Gruppe; zwei Wochen nach Abschluß der Behandlung war der überlegene Effekt jedoch nicht mehr erkennbar. Übereinstimmung besteht zwischen den meisten Autoren darin, daß konkomitante Medikation nicht das Ausmaß des akuten Ansprechens auf Schlafentzug vergrößert, sondern eine einmal erzielte Wirkung konserviert (Elsenga et al. 1990).

Die Mehrzahl der vorliegenden Daten spricht somit für eine klinische Nützlichkeit der Kombination von Schlafentzug mit antidepressiver Medikation; dies bestätigt auch der Literaturüberblick von Leibenluft u. Wehr (1992). Lediglich bei Holsboer-Trachsler et al. (1994) war eine Monotherapie mit Trimipramin einer Kombination von Trimipramin mit partiellen Schlafentzügen überlegen; möglicherweise ist dieses Ergebnis auf eine inhomogene Stichproben-Selektion zurückzuführen.

Auch Lithium kann die Wirkung therapeutischen (totalen und partiellen) Schlafentzugs verlängern (Baxter 1985; Baxter et al. 1986; Grube u. Hartwich 1990). Neuerdings liegen auch Berichte über eine Verlängerung der Schlafentzugs-Wirkung durch gleichzeitige Thyroxin-Medikation vor (Southmayd et al. 1992).

1.2.4 Prädiktoren für das Ansprechen auf Schlafentzug

Demographische Parameter. In der Mehrzahl der Studien zeigt sich kein Zusammenhang zwischen Lebensalter und der Wirksamkeit therapeutischen Schlafentzugs (Bhanji u. Roy 1975; Svendsen 1976; Gerner et al. 1979; Kvist u. Kirkegaard 1980; Fähndrich 1981; Holsboer-Trachsler u. Ernst 1986; Elsenga u. van den Hoofdakker 1987). Post et al. (1976) jedoch fanden eine etwas bessere Wirkung bei älteren, Pflug (1978) eine geringfügige Überlegenheit bei jüngeren Patienten.

Geschlechtsunterschiede im Ansprechen auf therapeutischen Schlafentzug wurden bisher nicht beobachtet (Bhanji u. Roy 1975; Larsen 1976; Pflug 1976; Svendsen 1976; Bhanji et al. 1978; Gerner et al. 1979; Kvist u. Kirkegaard 1980; Fähndrich 1983; Elsenga u. van den Hoofdakker 1987).

Diagnose und Verlauf. Einigkeit besteht weitgehend darin, daß Patienten umso besser auf die Behandlung ansprechen, je eher ihr Symptommuster dem der endogenen Depression entspricht, d.h. ausgeprägte Vitalsymptome, Tagesschwankungen der Befindlichkeit und Durchschlafstörungen aufweist (Roy-Byrne et al 1984a). Bei Patienten mit neurotischer Depression finden sich wesentlich schwächer ausgeprägte Effekte (Pflug u. Tölle 1971a; Müller u. Fialho 1974; Sydor 1985). Rudolf u. Tölle (1978a) berichten, daß auch bei neurotisch Depressiven eine befriedigende Wirkung zu beobachten ist, wenn ausgeprägte Vitalsymptome vorhanden sind.

Patienten mit bipolarem Verlauf zeigen in einigen Studien ein besseres Ansprechen auf totalen oder partiellen Schlafentzug (Kvist u. Kirkegaard 1980; Fähndrich 1981; Szuba et al. 1991), was von anderen nicht beobachtet wurde (Svendsen 1976; Larsen et al. 1976; Pflug 1976; Gerner et al. 1979; Schilgen u. Tölle 1980; Elsenga u. van den Hoofdakker 1987; Baumgartner et al. 1990). Unterschiede zwischen rezidivierender und nicht-rezidivierender Depression wurden selten explizit untersucht; Elsenga u. van den Hoofdakker (1987) fanden diesbezüglich keine Differenzen.

Wenig erforscht ist bisher die Wirkung des Schlafentzugs bei den verschiedenen Formen leichterer affektiver Verstimmungen. Parry u. Wehr (1987) konnten eine günstige Wirkung partiellen Schlafentzugs bei prämenstruellem Syndrom beobachten. Spärlich sind die Studien an Patienten mit sekundärer Depression im Rahmen anderer Grunderkrankungen. Eine günstige Wirkung beschrieben verschiedene Autoren bei Depressionen im Rahmen schizophrener und schizoaffektiver Erkrankungen (Koranyi u. Lehmann 1960; Pflug 1973; Tölle 1981; Fähndrich 1982; Höchli et al. 1985; Holsboer-Trachsler u. Ernst 1986). Bei Panikstörungen erwies sich totaler Schlafentzug auch dann als ineffektiv, wenn eine depressive Begleitsymptomatik vorhanden war (Roy-Byrne et al. 1986). Das gleiche gilt für Zwangsstörungen (Joffe u. Swinson 1988). Auch eine konkomitante Depression bei degenerativer Demenz ließ sich durch Schlafentzug nicht günstig beeinflussen (Letemendia et al. 1986; Buysse et al. 1988).

Es ist unklar, ob die Dauer der aktuellen Krankheitsepisode für das Ansprechen von Bedeutung ist. Rudolf u. Tölle (1978a), Schilgen u. Tölle (1980) und Vovin u. Fakturovich (1985) fanden eine günstigere Wirkung bei kurzer Krankheitsdauer, was von Bhanji u. Roy (1975), Svendsen (1976), Bhanji et al. (1978) und Elsenga u. van den Hoofdakker (1987) nicht bestätigt wurde. Fraglich ist auch, ob die Schwere des bisherigen Gesamtverlaufes mit dem Schlafentzugseffekt korreliert: Roy-Byrne et al. (1984) beobachteten einen Zusammenhang zwischen günstigem Schlafentzugs-Effekt und schwerem Verlauf, im Gegensatz zu Bhanji u. Roy (1975), Svendsen (1976), Bhanji et al. (1978) und Elsenga u. van den Hoofdakker (1987).

Klinische Symptomatik. Nach Rudolf u. Tölle (1978a) sind die sogenannten "Vitalsymptome" prädiktiv für ein günstiges Ansprechen, vor allem in Verbindung mit positiver Tagesschwankung. Sie prädizieren jedoch nicht das Ansprechen auf partiellen Schlafentzug (Schilgen u. Tölle 1980).

Uneinheitlich sind die Befunde hinsichtlich der prädiktiven Valenz psychotischer Symptome, vor allem synthymer Wahnideen. Nach Elsenga u. van den Hoofdakker (1987) prädizieren sie eine günstige, nach Kasper et al. (1988d) eine ungünstige Wirkung des Schlafentzuges, während Fähndrich u. Haug (1988a) keinen Zusammenhang mit dem Ansprechen auf Schlafentzug fanden. Ebenso widersprüchlich ist die Befundlage hinsichtlich der prädiktiven Bedeutung von psychomotorischer Hemmung: Larsen et al. (1976) und Vovin u. Fakturovich (1985) sahen einen günstigen, Kvist u. Kirkegaard (1980) und Fähndrich (1981) einen eher ungünstigen Effekt bei Patienten mit psychomotorischer Hemmung. Nach Bouhuys et al. (1985, 1989) sind Verhaltensweisen, die auf erhöhtes "arousal" hinweisen (z.B. selbstmanipulative Handbewegungen), Prädiktoren für ein Ansprechen auf Schlafentzug. Auch Szuba et al. (1991) konnten einen Zusammenhang zwischen erhöhter lokomotorischer Aktivität und Ansprechen auf Schlafentzug beobachten.

Nach Roy-Byrne et al. (1984) sind ausgeprägte Schlafstörungen Prädiktoren für eine günstige Wirkung.

In theoretischer Hinsicht kommt den Zusammenhängen zwischen Tagesschwankungen der Befindlichkeit und dem Ansprechen auf Schlafentzug eine ganz besondere Bedeutung zu. Solche Schwankungen treten bei Patienten mit affektiven Störungen häufig auf, sind jedoch keineswegs auf diese Gruppe von Erkrankungen beschränkt (Fähndrich u. Haug 1988b). Die meisten Autoren, die diese Frage explizit untersucht haben, fanden deutliche Beziehungen zwischen Vorhandensein und Ausmaß solcher Tagesschwankungen und dem Ansprechen auf Schlafentzug (Cole u. Müller 1976; van Scheyen 1977; Rudolf u. Tölle 1978a; Roy-Byrne 1984; Elsenga u. van den Hoofdakker 1987; Riemann et al. 1990b; Reinink et al. 1990; Haug 1992). Demgegenüber konnten Pflug (1976) und Waldmann et al. (1979) keine response-prädiktive Valenz von vorhergehenden Tagesschwankungen der Befindlichkeit beobachten. Dies gilt auch für die Studie von Gordijn et al. (1992), doch korrelierte hier die Häufigkeit des über einen längeren Zeitraum erfaßten Auftretens von Tagesschwankungen sowie deren mittlere Amplitude mit einem günstigen Ansprechen auf Schlafentzug. Nach Reinink et al. (1990) ist auch das Auftreten von Tagesschwankungen allgemein, wie es in einem Item der Hamilton-Depressionsskala erfaßt wird ("Diurnalität"), ein Response-Prädiktor. Nach Elsenga u. van den Hoofdakker (1987) sind lediglich die sogenannten "typischen" positiven Tagesschwankungen (mit Stimmungshoch am Abend) prädiktiv, während einer inversen Tagesschwankung mit Befindlichkeitsverschlechterung am Abend kein prädiktiver Wert zukommt. Bouhuys (1991) fand darüber hinaus einen Zusammenhang zwischen dem Auftreten inverser Tagesschwankungen und einer ungünstigen Reaktion auf Schlafentzug.

Psychologische Parameter. Schon in den ersten Studien zum therapeutischen Schlafentzug wurde die Möglichkeit diskutiert, daß Erwartungs- oder Suggestiveffekte eine Rolle spielen könnten (Pflug u. Tölle 1971a; van den Burg u. van den Hoofdakker 1975; Bhanji u. Roy 1975; Bhanji et al. 1978); doch wurde dieser Frage bisher nur von Buddeberg u. Dittrich (1978) explizit nachgegangen. Die Autoren konnten nicht bestätigen, daß Erwartungen des Patienten oder des Untersuchers das Ansprechen auf Schlafentzug nennenswert beeinflussen. Ebensowenig ergaben sich Beziehungen zwischen Response auf Schlafentzug und den Persönlichkeitsdimensionen Extraversion und Neurotizismus; auch die Einstellung des Untersuchers zum Patienten zeigte keinen Zusammenhang mit dem Ansprechen. Knowles et al. (1979) fanden in einer ausführlichen longitudinalen Einzelfallstudie keinen Hinweis auf eine entscheidende Wirksamkeit psychologischer Variablen. Nach Kuhs u. Tölle (1986) gibt es keine Hinweise darauf, daß die zeitliche Einteilung der Nacht und die Art der Aktivitäten die Wirksamkeit des Schlafentzuges beeinflussen. Ebensowenig scheint sich hinsichtlich der Wirkung die Durchführung des Schlafentzuges in Gruppen von der Einzeltherapie zu unterscheiden.

Schlafparameter. Duncan et al. (1980) fanden bei Respondern im Vergleich zu Nonrespondern ein im "depressionstypischen" Sinne stärker gestörtes Schlafmuster in der "Baseline"-Nacht vor Schlafentzug, mit verringerter Schlafeffizienz, ausgeprägtem frühmorgendlichem Erwachen und verkürzter REM-Latenz. Zander et al. (1981) beobachteten eine kürzere Schlafdauer und längere Wachperioden bei Respondern. Riemann et al. (1990b) bestätigten die prädiktive Bedeutung kurzer REM-Latenzen. Demgegenüber konnten van den Hoofdakker et al. (1986) keine response-prädiktive Bedeutung von REM-Schlaf-Parametern finden.

Widersprüchlich sind die Befunde hinsichtlich der prädiktiven Bedeutung des Tiefschlafanteils in der Baseline-Nacht. Nach Reynolds et al. (1987) weisen Responder mehr Tiefschlaf auf, während Zander et al. (1981) das Gegenteil beobachteten. Andere Autoren fanden keine Beziehung zwischen Tiefschlaf und Response (Riemann et al. 1990b; Duncan et al. 1980; Gillin et al. 1989). Knowles et al. (1981) und Gerner et al. (1979) schließlich beobachteten keinerlei Beziehungen zwischen Baseline-Schlafparametern und Response auf Schlafentzug.

Andere biologische Parameter. Bei Respondern auf Schlafentzug fanden Matussek et al. (1974, 1977) einen höheren initialen Noradrenalin/Adrenalin-Quotienten und eine höhere MHPG-Ausscheidung. Roy-Byrne et al. (1984) fanden bei

Respondern einen erhöhten Noradrenalinspiegel im Liquor. Ein entsprechender Befund für MHPG wurde von Post et al. (1976) und Gerner et al. (1979) erhoben, konnte jedoch von Amin et al. (1980) nicht repliziert werden. Ebenso kontrovers ist der Befund hinsichtlich der Homovanillinsäure-Spiegel im Liquor bei Respondern: Gerner et al. 1979 fanden erhöhte Spiegel, was von Post et al. (1976) nicht bestätigt wurde. Keine Auffälligkeiten zeigten sich in der 5-Hydroxyindolessigsäure im Liquor (5-HIAA) (Post et al. 1976; Gerner et al. 1979; van Scheyen 1977).

Die Cortisolausscheidung im Urin ist nach Bouhuys et al. 1990a und Roy-Byrne et al. 1984 nicht prädiktiv für Response auf Schlafentzug. Kontroverse Befunde liegen vor hinsichtlich der prädiktiven Valenz des Dexamethason-Suppressionstests: Nonsuppression ist prädiktiv für Response nach Nasrallah u. Coryell (1982), King et al. (1982) und Trachsler et al. (1985). Demgegenüber beobachteten Joffe et al. (1984) eine bessere Response bei Dexamethason-Suppression. Spätere Studien mit größeren Stichproben fanden schließlich keine Zusammenhänge mehr zwischen Response und DST (Holsboer-Trachsler u. Ernst 1986; Kuhs 1985).

Baumgartner et al. (1990) fanden höhere Schilddrüsenhormonspiegel bei Respondern, jedoch keine prädiktive Bedeutung für die Wachstumshormon-Spiegel.

Wu et al. (1991, 1992) erfaßten den regionalen Glucose-Metabolismus mittels Positronen-Emissionstomographie (PET) mit (^{18}F)-Fluor-Deoxyglucose (FDG) bei depressiven Patienten vor und nach Schlafentzug. Sie fanden bei den späteren Respondern vor Schlafentzug einen signifikant höheren Metabolismus im Gyrus cinguli sowie in der Amygdala, im Vergleich zu Nonrespondern und Gesunden; beide Werte normalisierten sich nach Schlafentzug (signifikant nur für den Gyrus cinguli). Ebert et al. (1991) machten analoge Beobachtungen mittels HMPAO-SPECT: Responder auf Schlafentzug zeigten eine relative Hyperperfusion im Bereich des limbischen Systems, die durch den Schlafentzug zurückging.

1.3 Depressiogene Wirkung von Schlaf

1.3.1 Nachtschlaf nach Schlafentzug

Schon in den ersten Berichten über die therapeutische Wirkung totalen Schlafentzugs wird hervorgehoben, daß der Effekt nur kurzlebig ist; nach der sogenannten "Erholungsnacht" kommt es in aller Regel zu einem vollständigen Rezidiv der Depression, dessen Ausmaß mit dem Grad des ursprünglichen Ansprechens korreliert (Roy-Byrne 1984). Wu u. Bunney (1990) haben von den 61 von ihnen analysierten Schlafentzugsstudien jene 17 zusammengestellt, die präzise Angaben über den Zeitpunkt des Rückfalls machen. Sie errechneten insgesamt bei unmedizierten Patienten eine Rate von 83% Rezidiven nach der ersten Nacht und bei medizierten Patienten eine Rate von 59%; der Unterschied zwischen unmedizierten und medizierten Patienten ist statistisch signifikant. Elsenga (1992) führte eine ähnliche Berechnung für eine andere Teilmenge von Schlafentzugsstudien durch und kam auf eine Rate von 73% Rezidiven bei unmedizierten und 47% bei medizierten Patienten. Southmayd et al. (1990) versuchten, den Rezidivzeitpunkt in der "Erholungsnacht" nach totalem Schlafentzug zu präzisieren, indem sie die Patienten alle 2 Stunden für jeweils 30 Minuten aufweckten. Rezidive traten zu sehr unterschiedlichen Zeitpunkten auf. In keinem einzigen Falle wurde ein Rückfall bereits nach der ersten Schlafphase beobachtet.

1.3.2 Tagschlaf ("naps") nach Schlafentzug

Rückfälle treten jedoch nicht nur nach einem Nachtschlaf auf, sondern können auch durch kurze Tagschlafepisoden ("naps") hervorgerufen werden. Hierzu lagen zunächst anekdotische Berichte und Einzelfallstudien vor. Schon Pflug u. Tölle (1971a) erwähnen, daß bei einigen Respondern ein Rezidiv durch einen Mittagsschlaf oder versehentliches Einnicken ausgelöst wurde. Knowles et al. (1979) führten eine außerordentlich sorgfältige Langzeitbeobachtung mit mehreren Schlafentzügen an einer Patientin durch. Sie beobachteten ein vollständiges Rezidiv nach einer Kurzschlafepisode von nur 15 Minuten Dauer mit NonREM-Schlaf am frühen Morgen (5 Uhr). 1984 berichteten Roy-Byrne et al. (1984) von einer Patientin, die nach einem totalen Schlafentzug einen hypomanischen Zustand entwickelt hatte. Dieser kehrte sich nachmittags durch einen polysomnographisch dokumentierten Kurzschlaf von 90 Sekunden Dauer in eine schwere, wahnhaft gefärbte Depression um. Southmayd et al. (1987a) beobachteten einen Rückfall bei einer Patientin, bei der im Rahmen einer Einzelfallstudie ein 48stündiger Schlafentzug durchgeführt wurde. Nach einer deutlichen Besserung kam es im Verlauf der zweiten Schlafentzugsnacht zu einem Rezidiv, wobei die kontinuierliche EEG-Aufzeichnung mehrere, vom Pflegepersonal nicht beobachtete Kurzschlafepisoden zeigte mit einer Gesamtdauer von 11.1 Minuten (Stadium 2).

Die Beobachtungen aus diesen Einzelfallberichten konnten durch systematische Untersuchungen bislang nur zum Teil bestätigt werden. Wu und Bunney (1990) erwähnen unpublizierte Daten aus ihrer Arbeitsgruppe, die Rezidive bei fünf von sieben Respondern nach 60minütigem Kurzschlaf zeigen. Kraft et al. (1984) beobachteten einen Rückfall nach Response bei lediglich einem von sieben schlafdeprivierten depressiven Patienten nach einem zehnminütigen "nap" um 15 Uhr. Gillin et al. (1989) fand jedoch keinerlei Rückfälle nach zehnminütigen "naps" um 8.30 Uhr oder 15 Uhr. In einer Studie mit medizierten Patienten beobachtete Giedke (1988) überwiegend positive Effekte von "naps" um 13.30 Uhr.

1.4 Therapeutische Schlafentzugs-Wirkungen bei anderen Erkrankungen

Koranyi u. Lehmann (1960) untersuchten die Effekte eines 100stündigen Schlafentzuges auf sechs Patienten mit chronischer Schizophrenie. In den ersten drei Tagen beobachteten sie durchgehend einen positiven klinischen Effekt: der Antrieb war gesteigert, die Patienten wurden lebendiger, redseliger, kooperativer und zeigten auch untereinander lebhaftere Interaktionen, ohne daß es zu einer Exazerbation der Psychose kam. Danach wurden plötzlich die psychotischen Symptome akzentuiert, und der allgemeine psychische Zustand verschlechterte sich bis zum Ende des Experiments. Auch Fähndrich (1982) beschreibt eine günstige Wirkung totalen Schlafentzugs (von allerdings nur 40stündiger Dauer) auf die depressive Begleitsymptomatik von Patienten mit schizophrener Grunderkrankung. Entsprechende kasuistische Berichte finden sich bei Pflug (1973) und Tölle (1981). Höchli et al. (1985) konnten ähnliche Beobachtungen mit partiellem Schlafentzug machen; die Besserung bezog sich ausschließlich auf die affektive, nicht jedoch die psychotische Symptomatik. In die gleiche Richtung weisen die Befunde von Holsboer-Trachsler u. Ernst (1986).

Strouse et al. (1992) berichteten eine vorübergehende Provokation manischer oder hypomanischer Symptomatik bei drei Patientinnen mit einer stark depressiv gefärbten Wochenbettpsychose.

Bei Panikstörungen hat sich der Schlafentzug als ineffektiv erwiesen (Roy-Byrne et al. 1986). Bei Zwangsstörungen zeigte sich eine hohe Variabilität der Wirkung: bei etwa 30% der Patienten besserte sich die Zwangssymptomatik, während sie bei 20% deutlich zunahm (Joffe u. Swinson 1988). Die Autoren heben hervor, daß diese Wirkungen weit über das Maß zuvor beobachteter spontaner Schwankungen der Symptomatik hinausgehen.

Bei degenerativer Demenz zeigte ein Schlafentzug keine Wirkung, auch nicht auf eine konkomitante depressive Symptomatik (Letemendia et al 1986; Buysse et al. 1988). Bei chronischer Parkinson'scher Krankheit konnte ein günstiger Einfluß auf Rigor und Akinesie sowie depressive Begleitsymptomatik, nicht jedoch auf den Tremor beobachtet werden (Bertolucci et al. 1987). Bemerkenswerterweise hielt die positive Wirkung auf die Stimmung etwa eine Woche, diejenige auf Rigor und Akinesie für etwa zwei Wochen an. Vein u. Levin (1991) fanden auch bei anderen Störungen zentraler dopaminerger Systeme positive Effekte.

Neuerdings liegen auch Berichte über die günstige Wirkung partiellen Schlafenzugs, teils in Kombination mit Lichttherapie, bei Asthma bronchiale vor (Maevskij 1991).

1.5 Schlafentzug und andere Variationen des Schlaf-Wach-Rhythmus bei Gesunden

Die experimentelle Erforschung der Wirkungen des "nicht-therapeutischen" Schlafentzugs hat eine lange Tradition; sie begann Ende des vorigen Jahrhunderts mit einer klassischen Studie an drei Versuchspersonen mit 90stündigem Schlafentzug (Patrick u. Gilbert 1896). In der Folgezeit haben sich verschiedene Forschergruppen dieses Themas experimentell angenommen. Es gibt bisher kaum Berührungspunkte zwischen diesem traditionsreichen Forschungsgebiet und der psychiatrischen Schlafentzugsforschung; letztere hat sich weitgehend selbständig entwickkelt.

Im Folgenden soll keineswegs ein umfassendes Resümée der Befunde zu den Auswirkungen von Schlafentzug bei gesunden Probanden versucht werden; hierzu finden sich Zusammenfassungen bei Johnson (1982) und Horne (1988). Vielmehr konzentrieren sich die Darstellungen auf die Auswirkungen von Schlafentzug und anderen Manipulationen des Schlaf-Wach-Rhythmus auf klinisch relevante Variablen wie Befindlichkeit und Stimmung.

1.5.1 Wirkungen totalen Schlafentzugs

Wirkung auf Müdigkeit und Stimmung. Ein konsistentes Resultat sämtlicher Studien ist die (triviale) Feststellung, daß Schlafentzug bei Gesunden zu erhöhter Müdigkeit führt, die sich auch in Form kürzerer Einschlaflatenzen objektivieren läßt. In jenen Studien, die neben einem globalen Maß für "Müdigkeit" in differenzierterer Weise Stimmungs- und andere Befindlichkeitsmaße erfaßt haben, zeigt sich stets parallel dazu eine Verschlechterung in diesen Parametern (z.B. Miculincer 1989). Unter methodischen Aspekten wirft allerdings die Differenzierung von "Müdigkeit" und "Stimmung" über die (in diesen Studien meist verwendeten) Selbstrating-Skalen erhebliche Probleme auf (Horne 1991). Übereinstimmung herrscht darin, daß die Müdigkeit auch nach mehrtägigem Schlafentzug weiterhin einer circadianen Modulation unterliegt. Damit zeigt sich deutlich die von Babkoff (1991a, 1991b) hervorgehobene Interaktion zwischen dem monotonen Effekt der Schlafdeprivation und weiterlaufenden spontanen circadianen (und ultradianen) Prozessen, die zugleich ein grundsätzliches methodisches Problem der Schlafentzugsforschung darstellt. Miculincer (1989) konnte eine solche Interaktion auch für verschiedene Aspekte der Stimmung und Befindlichkeit eruieren. Über einen längerdauernden Schlafentzug hinweg konnte unterschiedenen werden zwischen einer Komponente monotonen Abfalls und einer circadianen Schwankung mit einem auch nach drei Tagen noch zu erkennenden Stimmungs"hoch" zwischen 16 und 20 Uhr und einem "Tief" frühmorgens zwischen 4 und 8 Uhr. In allen längerlaufenden Schlafentzugsstudien läßt sich vom fünften Tag an eine Art Konsolidierung beobachten mit nicht weiter zunehmender oder gar rückläufiger Müdigkeit.

Einen unmittelbareren Bezug zu den Beobachtungen an depressiven Patienten erlauben jene (spärlichen) Studien, in denen neben depressiven Patienten eine Kontrollgruppe gesunder Probanden mit Hilfe des gleichen Instrumentariums untersucht wurde. In einer Studie von Gerner et al. (1979) zeigten die Gesunden im Vergleich zu den depressiven Patienten eine Verschlechterung in zwei von drei Skalen (Aktivierung und Dysphorie), während sie in der dritten Skala (Depression) unverändert blieben; eine euphorisierende Wirkung konnte in keinem Falle beobachtet werden. Nach der "Erholungsnacht" zeigten die Gesunden eine Rückkehr zu den Ausgangswerten, teilweise jedoch auch darüber hinaus eine Tendenz in Richtung einer euphorischen Stimmung.

Gillberg u. Åkerstedt (1981) kamen zu sehr ähnlichen Ergebnissen. Schlafentzug führte bei gesunden Probanden insgesamt zu einer Verschlechterung der Befindlichkeit; nach der Erholungsnacht kam es ebenfalls zu erhöhter Gesprächigkeit und tendenziell euphorischer Gestimmtheit, die entsprechenden Ratings lagen über denen der Baseline-Messung am Morgen vor dem Schlafentzug. Bemerkenswerterweise hielt dieser Zustand nach Aussage der Probanden noch bis zum folgenden Tag an.

Bühler u. Bühler (1980) beobachteten ebenfalls eine im Vergleich zu depressiven Patienten durchgehend negative Wirkung des Schlafentzugs auf verschiedene Befindlichkeitsvariablen.

In einer Studie an älteren gesunden Probanden konnten Reynolds et al. (1986) eine Stimmungsverschlechterung nach Schlafentzug beobachten, die bei Frauen tendenziell stärker ausgeprägt war. Nach der Erholungsnacht kehrten die Meßwerte zur Baseline zurück.

Provokation psychopathologischer Auffälligkeiten. Als Folge (vor allem längerdauernden) totalen Schlafentzugs wurden wiederholt psychopathologische Auffälligkeiten beschrieben; darunter finden sich auch verschiedene Formen von Wahrnehmungsstörungen bis hin zu illusionären Verkennungen und Halluzinationen (West et al. 1962). Auch verstärktes Mißtrauen, das sich bis ins Wahnhafte steigern kann, wurde beobachtet. Entgegen früherer Auffassung konnte jedoch nicht bestätigt werden, daß Schlafentzug bei gesunden Probanden zur Auslösung "echter" psychotischer Episoden führt (Johnson 1969). Daneben zeigen sich verschiedene, interindividuell sehr unterschiedlich stark ausgeprägte psychopathologische Auffälligkeiten wie Reizbarkeit, Schreckhaftigkeit oder distanzloses Verhalten (Jovanovic 1971). Ein Teil dieser Auffälligkeiten weist eine circadiane Variation mit einer Akzentuierung in den frühen Morgenstunden auf (Babkoff et al. 1989).

Wirkung auf Leistungsparameter. Auch bei den Leistungsparametern (z.B. Reaktionszeit, Rechenaufgaben, verschiedene neuropsychologische Tests) zeigt sich in der Regel eine Interaktion zwischen einem monotonen Leistungsabfall und einer circadian modulierten Schwankung, wie sie bereits für Müdigkeit und Stimmung beschrieben wurde (Babkoff 1991a). Bemerkenswert ist, daß es nach einer durchwachten Nacht kaum zu nennenswerten Beeinträchtigungen von kognitiver Leistungen kommt. Der Zeitpunkt, zu dem sich ein Leistungsabfall manifestiert, hängt von verschiedenen moderierenden Variablen ab, zu denen neben bestimmten Aufgabencharakteristika (z.B. Komplexität der Aufgabe, Zeitdruck, Beteiligung des Kurzzeitgedächtnisses) vor allem auch motivationale Faktoren gehören (Überblick bei Johnson 1982).

1.5.2 Wirkung anderer Variationen des Schlaf-Wach-Rhythmus

Partieller Schlafentzug durch häufige Unterbrechungen des Nachtschlafes hat einen ungünstigen Einfluß auf die Befindlichkeit (Bonnet 1985). Auch eine Verzögerung der Schlafphase um 6 Stunden bewirkt deutliche Stimmungsverschlechterungen bei gesunden Probanden (Surridge-David et al. 1986); in zwei Fällen kam es hier sogar zum Auftreten depressiver Verstimmungen, die über den Bereich "normaler" Schwankungen hinausgingen.

Globus (1969) beschrieb ungünstige Wirkungen einer Schlafverlängerung ("oversleeping") bei nicht-schlafdeprivierten jungen Personen; sie traten auf, sobald der "Schlafüberschuß" etwa 2 Stunden und mehr betrug. Das sich dann manifestierende "worn-out-Syndrom" bestand in Müdigkeit, Lethargie und Unlust und hielt etwa vier bis fünf Stunden an. Eine entsprechende Schlafverlängerung bei zuvor schlafdeprivierten Personen dagegen führte nicht zu einer Beeinträchtigung des Wohlbefindens; vielmehr fühlten sich diese nach dem Schlaf "just great". Allerdings konnte in Einzelfällen auch hier ein "worn-out"-Syndrom auftreten, wenn die Schlafdauer deutlich mehr als zehn Stunden betrug. Taub (1981) fand auch verlängerte Reaktionszeiten, beeinträchtigtes Kurzzeitgedächtnis und andere Leistungseinbußen in diesem Zustand. Herscovitch et al. (1980) konnten die Befindlichkeits-Verschlechterungen durch Schlafverlängerung bestätigen. Auch Carskadon et al. (1986) fanden höhere Ratings von "Müdigkeit" nach "oversleeping" ohne vorherigen Schlafentzug im Vergleich zu Schlafverlängerung nach Schlafentzug, konnten jedoch keine nennenswerten Effekte (und insbesondere auch keine Unterschiede zwischen den beiden angeführten Bedingungen) auf die meisten übrigen Befindlichkeitsmaße feststellen; allerdings könnten hier die methodischen Probleme in der Separierung dieser Variablen eine Rolle spielen, auf die bereits hingewiesen wurde. Nach Horne (1991) hat die im Rahmen des "worn-out"-Syndroms auftretende Müdigkeit eine andere Qualität als die verstärkte Einschlafneigung, wie sie etwa im Rahmen einer Hypersomnie auftritt; sie ähnele vielmehr der Zerschlagenheit, die beim "chronic fatigue syndrome" auftrete. Dies wird gestützt durch den Befund, daß diese Art der Müdigkeit die Einschlafneigung, wie sie im Multiplen Schlaflatenztest erfaßbar ist, objektiv nicht erhöht (Carskadon et al. 1986).

Eine gewisse phänomenologische Ähnlichkeit besteht auch mit dem "sleep inertia"-Syndrom, wie es nicht nur nach dem Nachtschlaf, sondern auch nach Tagschlafepisoden ("naps") auftreten kann. Die "sleep inertia" dauert jedoch in der Regel nicht länger als 15 Minuten an (Webb u. Agnew 1974). Gillberg u. Åkerstedt (1983) beobachteten keine "sleep inertia" nach restringiertem Schlaf und stellen zur Diskussion, inwieweit diese nur nach längerer Wachzeit und demzufolge tieferem "Erholungsschlaf" auftritt.

Die Untersuchungen zum Tagschlaf zeigen in aller Regel günstige Wirkungen auf verschiedene Befindlichkeitsmaße. Tagschlafepisoden gehören für viele Menschen, beispielsweise in den mediterranen Ländern, zu den täglichen Lebensgewohnheiten. Im allgemeinen haben diese gewohnheitsmäßigen "naps" positive Effekte auf die Befindlichkeit, wie auch von Soldatos et al. (1983) in einer breit angelegten Feldstudie beobachtet werden konnte; ein großer Teil der Befragten gab an, daß die anschließende Verbesserung der Befindlichkeit das ausschlaggebende Motiv für das "Nickerchen" ist.

Auch Taub et al. (1976) konnten in einer Studie an gesunden Personen, die gewohnheitsmäßig einen Mittagsschlaf hielten, nachweisen, daß ein Tagschlaf durchweg positive Wirkungen auf Reaktionszeit und verschiedene Befindlichkeitsmaße hat, im Vergleich mit einer "no-nap"-Bedingung. Halbstündige "naps" unterschieden sich in dieser Hinsicht nicht signifikant von zweistündigen. Auch gab es keinen erkennbaren Einfluß zwischen schlafarchitektonischen Charakteristika des Tagschlafes und dessen Wirkungen.

Taub u. Berger (1973) fanden dagegen bei Personen, die nicht gewohnheitsmäßig Mittagsschlaf halten und darüber hinaus auch angeben, daß sie einen Tagschlaf eher unangenehm erleben, eine ungünstige Wirkung von "naps" auf die Befindlichkeit.

Daiss et al. (1986) untersuchten sowohl gewohnheitsmäßige "nappers" als auch solche Personen, die unter normalen Umständen keinen Mittagsschlaf halten. Sie gingen dabei der Frage nach, ob die in den genannten Studien beobachteten günstigen Effekte von "naps" tatsächlich auf den Schlaf zurückzuführen sind, oder ob auch Bettruhe und Entspannung ohne Einschlafen die gleichen Wirkungen zeitigen. Es zeigte sich weder ein Unterschied in den Effekten zwischen der "nap" und der "bedrest"-Bedingung, noch zwischen habituellen "nappers" und "non-nappers". Weder "napping" noch "resting" wirkte sich insgesamt auf Leistungstests aus.

Eine andere Gruppe von Untersuchungen widmete sich den Effekten von Tagschlaf nach Schlafentzug oder -restriktion. Viele Untersucher konnten zeigen, daß "naps" die Müdigkeit nach Schlafrestriktion oder -entzug partiell reduzieren können (z.B. Webb 1987). Lumley et al. (1986) beobachteten dabei, daß der positive Effekt eines Tagschlafes nicht mit seiner Länge korreliert: ein zweistündiger Schlaf hat keine bessere Wirkung als ein einstündiger. Naitoh (1981) beobachtete eine besonders stark ausgeprägte "sleep inertia" nach frühmorgendlichen "naps" im Anschluß an eine 45ständigen Wachphase, im Vergleich zu mittäglichem Schlaf. Dinges et al. (1988) fanden keinerlei Beeinflussung von Stimmungsvariablen durch "naps".

1.5.3 Wirkung selektiven REM-Schlaf-Entzugs

Eine Sonderstellung nehmen die Untersuchungen zur Auswirkung selektiver REM-Schlaf-Deprivation ein. Im Gegensatz zur den geschilderten Experimenten mit totalem Schlafentzug gibt es hier sehr viel gezieltere Hypothesen über die zu erwartenden Effekte. Damit verbunden ist eine sehr viel engere Verknüpfung zwischen tier- und humanexperimenteller Forschung in diesem Bereich.

Viele Befunde deuten darauf hin, daß dem REM-Schlaf bei verschiedenen kognitiven Prozessen, vor allem bei Lernvorgängen, eine Rolle im Sinne der Förderung und Stabilisierung zukommt. Im Unterschied zu anderen Schlafstadien geht der REM-Schlaf mit intensiven mentalen Prozessen einher und ähnelt in dieser Hinsicht dem Wachzustand. Viele Hypothesen über die Funktion dieses Schlafstadiums knüpfen an diesen Zusammenhang an. Besonders intensive Forschungsaktivitäten gab es zur Frage, inwieweit der REM-Schlaf die Informationsspeicherung beeinflußt und die Konsolidierung von Gedächtnisinhalten fördert.

Übersichten über die Befunde zur REM-Schlaf-Deprivation finden sich bei Vogel (1975) und McGrath u. Cohen (1978). Die meisten Untersuchungen ergaben, entsprechend der Hypothese, Hinweise auf beeinträchtigte Lernvorgänge durch REM-Schlaf-Deprivation; allerdings sind die tierexperimentellen Befunde hier wesentlich eindeutiger als die humanexperimentellen. Die Effekte sind nicht sehr stark, und die Studien sind mit erheblichen methodischen Problemen belastet. Die Wirkung der REM-Schlaf-Deprivation auf die Befindlichkeit gesunder Probanden ist bisher nicht sehr intensiv untersucht worden; Reynolds et al. (1990) beobachteten keinerlei Wirkungen eines über zwei Nächte sich erstreckenden REM-Schlaf-Entzugs auf die Stimmung.

1.6 Exkurs: Tierexperimentelle Befunde zum Schlafentzug

Die tierexperimentellen Befunde zum Schlafentzug sollen hier nur kurz skizziert werden; ihr möglicher Beitrag zur Erhellung der Befunde zum therapeutischen Schlafentzug bei Depressiven erscheint beim gegenwärtigen Forschungsstand eher gering. Umfassendere Darstellungen finden sich bei Horne (1988) und Rechtschaffen et al. (1989).

Bei Versuchstieren in prolongierten Schlafentzugsexperimenten (meist Ratten und Hamster) wurde unter Schlafentzug regelmäßig ein Abfall der Körpertemperatur beobachtet sowie eine Neigung zu einer erheblichen Steigerung der Nahrungsaufnahme bei gleichzeitiger Gewichtsabnahme. Die Tiere zeigten zunehmende Schwäche und stärkere Irritierbarkeit. Im Gegensatz zu Humanexperimenten zeigten sich bei Versuchsratten organische Läsionen (Ulcera vor allem auf exponierten Hautpartien), und prolongierte Experimente endeten stets mit dem Tod der Versuchstiere. Entscheidend für die letale Wirkung des Schlafentzugs scheint dabei ein Zusammenbruch der Thermoregulation zu sein, wobei unklar ist, inwieweit dieser Befund spezifisch ist für Ratten mit ihrer vergleichsweise großen Körperoberfläche.

Ähnliche Folgen mit letalem Ausgang zeigten sich auch bei selektiver REM-Schlaf-Deprivation, während demgegenüber eine chronische Verkürzung der Schlafdauer (bis auf ein Drittel der Baseline) nach kurzer Adaptation offenbar gut toleriert wurde.

Ein methodisches Problem besteht bei diesen Experimenten darin, daß die Verfahren, mit denen der Schlafentzug erzeugt wird, selber Streß induzieren, so daß es unmöglich ist, eine "reine" Schlafentzugswirkung zu isolieren. Dies steht im Gegensatz zu den meisten Humanexperimenten. Diese fanden in der Regel unter ausgesprochen streßarmen Rahmenbedingungen statt; dazu gehörten das Bewußtsein der Versuchspersonen um die Begrenztheit des Experimentes, die Freiwilligkeit der Teilnahme, die jederzeitige Möglichkeit des Versuchsabbruches. Dementsprechend konnte im Humanexperiment (im Gegensatz zum Tierversuch) auch meist keine Erhöhung der Cortisolsekretion durch Schlafentzug gemessen werden. Eine Ausnahme stellen militärmedizinische Experimente dar, in denen Schlafentzug in kriegerischen Situationen simuliert wurde ("sustained operation, SUSOP").

Von besonderem Interesse für die psychiatrische Schlafentzugsforschung sind zwei Tiermodelle für die antidepressive Wirkung von Schlafentzug. Kemperman et al. stellten 1989 ein auf sozialem Streß beruhendes Tiermodell der Depression vor; Schlafentzug bewirkte bei diesen Tieren eine deutliche Besserung der depressions-analogen Verhaltensweisen. Adrien et al. (1992) erzeugten bei Ratten eine depressive Symptomatik durch ein "Hilflosigkeits"-Paradigmas und beobachteten eine deutliche Aktivierung durch REM-Schlaf-Entzug.

1.7 Hypothesen zum therapeutischen Schlafentzug

Zur Erklärung der antidepressiven Wirkungen des Schlafentzugs sind verschiedene Hypothesen aufgestellt worden. Sie alle haben folgende Grundstruktur:
- eine (mehr oder weniger explizite) Annahme zur Ätiologie oder Pathogenese von Depressionen;
- eine Annahme über die therapeutisch wirksame Komponente der komplexen Maßnahme "Schlafentzug";
- eine Verknüpfung zwischen beiden Annahmen.

Die meisten Hypothesen sehen in der Vermeidung von Schlaf (oder bestimmter Anteile des Schlafes) das therapeutisch wirksame Prinzip; ihr Kernstück ist demnach eine Theorie über den Zusammenhang von Schlaf und Depression, die in der Regel zugleich die charakteristischen Veränderungen des Schlafes bei Patienten mit affektiven Störungen zu erklären vermag. Andere Hypothesen sehen in der Verlängerung der Wachzeit das therapeutisch entscheidende Moment.

In der folgenden Aufstellung werden die jeweiligen Hypothesen schlagwortartig nach dem von ihnen postulierten Wirkprinzip des Schlafentzuges benannt. Die meisten Hypothesen sind miteinander kompatibel; zum Teil sind auch hierarchische Relationen oder andere Arten von wechselseitigen Verflechtungen zwischen ihnen denkbar. Diejenigen Hypothesen beispielsweise, die sich auf eine veränderte zentralnervöse Transmitteraktivität beziehen, könnten eine "gemeinsame Endstrecke" verschiedener, von anderen Hypothesen in den Vordergrund gestellter Mechanismen thematisieren. In dem folgenden Überblick wurde darauf verzichtet, die Hypothesen in eine hierarchische Ordnung zu bringen oder nach "Ebenen" zu differenzieren; auf mögliche Querverbindungen wird jeweils im Einzelnen hingewiesen.

1.7.1 Resynchronisierung

Die ersten zur Erklärung des antidepressiven Effektes des Schlafentzuges aufgestellten Hypothesen waren chronobiologischer Art. Dies ist naheliegend, zumal bei affektiven Störungen viele chronobiologische Auffälligkeiten zu beobachten sind, die schon früh zu entsprechenden Hypothesenbildungen Anlaß gegeben haben (Wehr u. Goodwin 1981; v.Zerssen 1983; v.Zerssen et al. 1992).

Die Desynchronisierungs-Hypothese der Depression geht auf Halberg (1968) zurück. Er postulierte, daß der Depression eine Störung circadianer Rhythmen zugrundeliegt, die durch mindestens einen im "Freilauf" befindlichen, d.h. von 24 Stunden abweichenden Rhythmus gekennzeichnet sei. Kripke et al. (1978) konnte in der Tat bei einigen manisch-depressiven Patienten einen derartigen Zustand "interner Desynchronisation" nachweisen, mit einem verkürzten oralen Temperaturrhythmus von unter 24 Stunden. Auch Pflug (1976) machte vereinzelt derartige Beobachtungen. Diese Annahme ist Prototyp jener Art von chronobiologischen Depressionshypothesen, die postulieren, daß der Krankheitsprozeß selber im circadianen System zu lokalisieren ist. Nach Pflug u. Tölle (1971b), Papousek et al. (1975) und Pflug (1976) interferiert der Schlafentzug mit der Desynchronisation und stellt, als externer Zeitgeber, die Synchronisation wieder her.

Es scheint heute allerdings, daß die Desynchronisationshypothese keine ausreichende empirische Grundlage hat und somit nicht geeignet ist, den Effekt des Schlafentzuges zu erklären. Pflug et al. (1981) konnten unter Normalbedingungen keine von 24 Stunden abweichenden Temperaturrhythmen bei Depresiven feststellen. Wehr et al. (1985) fand in einer Isolationseinheit ebenfalls keine abweichenden intrinsischen freilaufenden Perioden; auch bei dem einzigen "rapid cycler" in dieser Gruppe zeigte sich keine interne Desynchronisation. Ferner spricht gegen diese Hypothese, daß bei Versuchspersonen, die unter Bunkerbedingungen eine interne Desynchronisation entwickelten, eher eine Verbesserung von Wachheit und Leistungsvermögen zu beobachten war (Wever 1979).

1.7.2 Phasenverzögerung

Dieser Hypothese liegt das "Phase-advance-Modell" der Depression zugrunde, das wiederum auf dem Zwei-Oszillator-Modell von Wever (1979) beruht. Nach diesem Modell treibt ein "starker" circadianer Oszillator die Rhythmen von Körpertemperatur, REM-Schlaf und Cortisol, während ein "schwacher", an den Wechsel von Hell und Dunkel gekoppelter Oszillator den Schlaf-Wach-Rhythmus erzeugt. Die erstmals von Wehr u. Wirz-Justice (1981) und Kripke (1984) formulierte Hypothese nimmt an, daß in der Depression die Phasenlage des starken Oszillators vorverlagert ist, während der schwache Oszillator seine normale Phasenlage in Relation zur Umgebung beibehält. Dadurch lassen sich viele klinische, physiologische und biochemische Befunde bei Depressiven erklären (Wehr u. Goodwin 1981), beispielsweise die verkürzten REM-Latenzen.

Bezüglich des Schlafentzuges wird postuliert, daß durch die Phasenvorverlagerung des starken Oszillators der Zeitpunkt des Wiederanstiegs der Körpertemperatur in die zweite Nachthälfte und damit in die Schlafphase fällt; diese "interne Koinzidenz" wirke depressiogen, und der Effekt des totalen Schlafentzugs (wie auch des partiellen Schlafentzugs in der zweiten Nachthälfte) beruhe auf der Verhinderung dieses Zusammentreffens.

Eine Theorievariante stammt von Kripke (1984), der das Konzept der "kritischen Phase" aufgreift. Er geht von tierexperimentellen Befunden bei Hamstern aus, deren circannuales Verhalten stark von der täglichen Sonnenscheindauer gesteuert wird. Bei diesen Tieren konnte eine kritische Photoperiode identifiziert werden, die etwa von 18 bis 6 Uhr dauert. Er postuliert, daß auch beim Menschen eine analoge Periode existiere, die normalerweise in die Zeit unmittelbar nach dem Aufwachen falle; bei depressiven Patienten mit "phase advance" koinzidiere sie jedoch mit der Schlafzeit. Entscheidend für die Wirkung totalen und späten partiellen Schlafentzugs sei nicht das Fehlen von Schlaf, sondern die Lichtexposition zur Zeit der kritischen Periode.

Gestützt wird die Hypothese durch mehrere Befunde (Wehr et al. 1979, Wehr u. Wirz-Justice 1981, Sack et al. 1985, Souetre et al. 1987), die zumindest inital die antidepressive Wirkung einer Phasenvorverlagerung demonstrieren konnten. Weiterhin beschrieben Surridge-David et al. (1986) bei gesunden jungen Versuchspersonen einen klaren depressiogenen Effekt einer Phasenverzögerung um 6 Stunden. Auch die Daten von Vollmann u. Berger (1993) und Riemann et al. (1995) sprechen für diese Hypothese.

Elsenga u. van den Hoofdakker (1985) sowie van den Hoofdakker u. Beersma (1988) konnten allerdings die antidepressive Wirkung von "phase advance " nicht replizieren. Es gibt weitere Einwände gegen diese Theorie, die ausführlich von v. Zerssen (1983) diskutiert werden. Beispielsweise konnte in umfangreichen Untersuchungen weder für die Körpertemperatur noch für die Cortisolausscheidung eindeutige Phasenvorverlagerungen bei Depressiven im Vergleich zu Gesunden gefunden werden (Avery et al. 1986; Lund et al. 1983; v. Zerssen et al. 1987). Auch Souetre et al. (1989) fanden darüber hinaus keine Phasenvorverlagerung von Noradrenalin und TSH bei akut Depressiven im Vergleich zu remittierten Depresiven und Gesunden, sondern vielmehr eine (reversible) Amplitudenreduktion aller Parameter.

1.7.3 "Prozeß S"-Steigerung

Zugrunde liegt die S-Defizienz-Hypothese der Depression, die abgeleitet ist aus dem "Zwei-Prozesse-Modell der Schlafregulation" (Borbély 1982). Dieses Modell hat seinen Ursprung in experimentellen Untersuchungen zum Schlafentzug bei gesunden Probanden; es postuliert, daß Schlafen und Wachen durch die Interaktion eines homöostatischen Prozesses "S" und eines circadianen Prozesses "C" reguliert werden. Die Natur des *Prozesses S* ist ungeklärt; er könnte einer hypothetischen "Schlafsubstanz" entsprechen. Das elektrophysiologische Korrelat dieses Prozesses ist die "slow wave activity", die integrierte EEG-Power-Dichte über den Frequenzbereich 0,75 - 2,5 Hz. Prozeß S nimmt im Wachzustand exponentiell zu und vermindert sich im Schlaf entsprechend. *Prozeß C* wird durch zwei unter Kontrolle des Nucleus suprachiasmaticus stehende Schwellen circadian moduliert. Das Einschlafen erfolgt, wenn Prozeß S die obere Schwelle ereicht; das Aufwachen erfolgt, wenn die untere Schwelle erreicht wird. Die S-Defizienz-Hypothese der Depression (Borbély u. Wirz-Justice 1982; Borbély 1987) nimmt nun an, daß in der Depression eine Defizienz in der Aufbaurate von Prozeß S bestehe. Als Zusatzannahme wird postuliert, daß die Höhe von Prozeß S kausal mit dem Ausmaß der Depression verbunden ist.

Durch Verlängerung des Wachzustandes bewirkt der Schlafentzug, daß der bei Depressiven verringerte Prozeß S wieder ein ausreichendes Niveau erreicht. Die hypothetisch dem Prozeß S entsprechende, noch nicht identifizierte Substanz entspräche damit einem "endogenen", d.h. körpereigenen Antidepressivum.

Das S-Defizienz-Modell ist in der Lage, recht viele der Auffälligkeiten im Schlaf-EEG depressiver Patienten zu erklären. Verlängerte Einschlaflatenz, häufiges intermittierendes Erwachen, vorzeitiges frühmorgendliches Erwachen, Tiefschlafreduktion, vermehrtes Stadium 1 sind mit dem Modell kompatibel. Die REM-Latenz-Verkürzung wäre im Licht dieser Theorie Folge einer verringerten REM-Schlaf-Inhibition durch Prozeß S zu Beginn der Nacht. Empirische Überprüfungen dieser Theorie haben jedoch widersprüchliche Befunde erbracht. Eine verringerte "power density" bei Depressiven konnte nicht durchgehend bestätigt werden (Reynolds et al. 1985; van den Hoofdakker u. Beersma 1988). Fraglich ist auch die Annahme des Modells, daß der circadiane Prozeß C bei Depressiven ungestört sei. Es gibt viele Hinweise auf eine circadiane Amplitudenverringerung (Avery et al. 1986; Lund et al. 1983; Souetre et al. 1989). Eine der empirisch am schwächsten abgesicherten Punkte der Hypothese ist die postulierte Relation zwischen der Höhe von Prozeß S und dem Schlafentzugs-Effekt.

1.7.4 Inaktivierung einer depressiogenen Substanz

Wu u. Bunney (1990) haben die Hypothese entwickelt, daß bei depressiven Patienten im Schlaf eine depressiogene Substanz gebildet und/oder freigesetzt wird, die im Wachzustand durch Metabolisierung inaktiviert wird. Nach dieser Theorie wirkt der Schlafentzug therapeutisch durch die Inaktivierung der depressiogenen Substanz.

Diese Theorie hat strukturelle Ähnlichkeiten mit dem S-Defizienz-Modell und verhält sich in mancher Hinsicht spiegelbildlich dazu. Die depressiogene Substanz, die hier postuliert wird, hat ihr Pendant in der (im Wachzustand freigesetzten) "euphorogenen" oder zumindest "antidepressiven" Substanz, die ein Korrelat von "Prozeß S" sein könnte. Die Theorie von Wu u. Bunney (1990) wird gestützt durch die bereits ausführlich referierten Befunde, die darauf hindeuten, daß Schlaf bei depressiven Patienten depressions-intensivierende Eigenschaften hat, etwa das Phänomen der positiven Tagesschwankung mit einem Maximum an depressiver Verstimmung am Morgen und einer allmähliche Besserung im Verlaufe des Tages (Reinink et al. 1990; Tölle 1991). Aus beiden Hypothesen folgt, daß längere "naps" schädlicher sind als kürzere, und daß eine längere vorhergehende Wachzeit gegen "nap"-induzierte Rezidive schützt. Unterstützung findet die Hypothese durch die Einzelfallstudie von Knowles et al. (1979), in der die Dauer der Wachheit das entscheidende Kriterium für die antidepressive Wirkung des Schlafentzuges zu sein scheint: der antidepressive Effekt tritt regelmäßig nach etwa 20 Stunden Wachheit ein, unabhängig von der Uhrzeit und damit der circadianen Phasenlage.

Nach Wu u. Bunney (1990) spricht die Raschheit, mit der in einigen "nap"-Studien der Eintritt des Rezidivs beschrieben wird (90 Sekunden bei Roy-Byrne et al. (1984)!) eher für die Sekretion eines depressiogenen Stoffes als, umgekehrt, die rasche Metabolisierung einer zuvor im Wachzustand sezernierten "antidepressiven" Substanz, wie sie gemäß Borbély (1987) anzunehmen wäre.

Wu u. Bunney (1990) führen Wachstumshormon und Cortisol als mögliche "Kandidaten" für eine solche depressiogene Substanz an, erwähnen jedoch selbst, daß vieles gegen eine solche einfache Beziehung spricht.

1.7.5 REM-Schlaf-Suppression/ Senkung zentralnervöser cholinerger Aktivität

Diese Hypothese läßt sich aus dem cholinerg-aminergen Imbalance-Modell affektiver Störungen (Janowsky et al. 1972) in Verbindung mit dem reziproken Interaktionsmodell der REM-Schlaf-Regulation ableiten. Letzteres beruht auf den tierexperimentellen Untersuchungen von Hobson und McCarley (Hobson et al. 1975, 1986). An Katzen konnte demonstriert werden, daß der zyklische Ablauf von REM- und Non-REM-Phasen während des Schlafes durch zwei im Gegentakt oszillierende Zellverbände hervorgerufen wird: aminerge "REM-off-Zellen" und cholinerge "REM-on-Zellen". McCarley u. Massaquoi (1986) konnten dieses Modell auch mathematisch modellieren. Entgegen der ursprünglichen Version der

Theorie werden jetzt diese Zellverbände nicht mehr exakt neuroanatomisch in bestimmten Hirnstammarealen lokalisiert, sondern es wird von neurochemisch interpenetrierten Neuronennetzwerken ausgegangen. Darüber hinaus wird zunehmend deutlich, daß an der Regulation des REM-Schlafes auch thalamische und corticale Zentren beteiligt sind.

Aus diesem Modell ergibt sich, daß die REM-Schlaf-Anomalien bei depressiven Patienten auf einer Erhöhung der Aktivität cholinerger Neuronenverbände oder einer Abschwächung aminerger Aktivität beruhen könnte (McCarley 1982). Eine experimentelle Stützung erfuhr das Modell im Humanexperiment durch die Beobachtung, daß die cholinerg wirksamen Substanzen Physostigmin und Arecolin bei gesunden Probanden zur REM-Latenz-Verkürzung führen (Übersicht bei Berger et al. 1983b; Sitaram et al. 1982). Riemann et al. (1988b) konnten dies auch für das oral applizierbare Cholinergicum RS 86 nachweisen. Im Vergleich zu Gesunden zeigen depressive Patienten eine wesentlich stärker ausgeprägte REM-Latenz-Verkürzung auf Physostigmin, Arecholin sowie RS 86 (Berger et al. 1989; Riemann et al. 1988b). Widersprüchlich sind die Befunde hinsichtlich remittierter Depressiver und damit hinsichtlich des "trait-" vs. "state"-Charakters dieser Veränderungen: während Sitaram et al. (1984) auch bei remittierten Patienten eine erhöhte Reagibilität des REM-Schlafes auf cholinerge Stimulation beobachteten, konnte dies von Riemann u. Berger (1989) mit RS 86 nicht repliziert werden.

Die den REM-Schlaf regulierenden Zentren sind eng verknüpft mit entsprechenden cholinergen und aminergen Neuronengruppen in hierarchisch höheren Hirnarealen, wie etwa dem für die Affektregulation maßgeblichen limbischen System (Hobson et al. 1986). Die REM-Schlaf-Anomalien depressiver Patienten wären somit als Indikatoren für eine umfassende Transmitterdysfunktion anzusehen. Diese Annahme steht in Einklang mit der 1972 von Janowsky et al. formulierten cholinerg-aminergen Imbalance-Theorie affektiver Störungen, die postuliert, daß bei der Depression ein relatives Überwiegen des cholinergen Systems gegenüber dem aminergen vorliegt. Für diese Annahme gibt es vor allem pharmakologische Belege.

Schlafentzug wirkt gemäß dieser Hypothese antidepressiv durch eine Absenkung der zentralnervösen cholinergen Aktivität, dessen Korrelat unter anderem das Auftreten von REM-Schlaf ist. Entscheidendes Wirkpinzip wäre dementsprechend die REM-Schlaf-Suppression, was auch für andere antidepressive Behandlungsverfahren gelten könnte, beispielsweise Pharmakotherapie und Elektrokrampftherapie (Berger et al. 1990).

Für die wechselseitigen Beziehungen zwischen REM-Schlaf und depressiver Symptomatik gibt es eine Reihe stützender Beobachtungen:

> Viele antidepressive Medikamente unterdrücken den REM-Schlaf. Das gilt für die meisten trizyklischen Antidepressiva (Chen 1979; Nicholson et al. 1989; Vogel 1983, Vogel et al. 1990) mit Ausnahme von Trimipramin (Wiegand et al. 1986, 1989). Auch bei den Rezidivprophylaktika Lithium und Carbamazepin findet sich eine REM-Schlaf-Suppression (Billiard 1987; Yang et al. 1989).

- Elektrokrampfbehandlung unterdrückt den REM-Schlaf (Grunhaus et al. 1987; Zarcone et al. 1967).
- Selektiver REM-Schlaf-Entzug wirkt antidepressiv (Vogel et al. 1980, Vogel 1983).

1.7.6 Steigerung zentralnervöser aminerger Aktivität

Matussek et al. (1974) haben als erste die Hypothese aufgestellt, daß die Wirkung von Schlafentzug auf einer Steigerung der zentralnervösen noradrenergen Transmitteraktivität beruht; die Befundlage hierzu ist jedoch bislang uneindeutig geblieben. Kasper et al. (1988d) diskutieren die Hypothese, daß der totale Schlafentzug über eine Stimulation der zentralen dopaminergen Aktivität wirke. Die Autoren fanden jedoch keinen Zusammenhang zwischen den klinischen Wirkungen des Schlafentzugs und Veränderungen im Prolactinspiegel, als eines indirekten Indikators für die Aktivität des dopaminergen Systems, so daß es unwahrscheinlich ist, daß hierin das entscheidende Wirkprinzip liegt. Die gleiche Arbeitsgruppe ist auch der Frage nachgegangen, inwieweit Serotonin (5-HT) an der therapeutischen Wirkung von Schlafentzug beteiligt ist (Kasper et al. 1988c). Mittels des Fenfluramin-Stimulationstests prüften sie die zentrale serotonerge Aktivität. Ihre Ergebnisse deuten darauf hin, daß sich Responder auf Schlafentzug durch eine erniedrigte basale serotonerge Aktivität auszeichnen. Die Autoren verknüpfen dieses Ergebnis mit der unter 2.7.8 dargestellten "Hitzedeprivations"-Hypothese, indem sie auf die Rolle serotonerger Mechanismen in der Thermoregulation verweisen.

Wirz-Justice et al. (1976) stellten die Hypothese auf, daß die übliche Schlafentzugs-Response mit serotonerger und die Tag-2-Response mit adrenerger Dysfunktion verbunden sei; sie beobachteten bei "normalen" Respondern ein besseres Ansprechen auf das überwiegend serotonerg wirksame Antidepressivum Amitriptylin, bei "Tag-2-Respondern" auf das eher noradrenerg wirksame Maprotilin. Dieses Ergebnis konnte lediglich von Fähndrich (1983) repliziert werden; partielle Unterstützung findet sich ferner bei Kasper et al. (1990b). Diese Hypothese fand keine weitere empirische Stützung (Amin 1978; Wirz-Justice et al. 1979).

1.7.7 Steigerung der Schilddrüsen-Aktivität

Beziehungen zwischen Veränderungen der Schilddrüsenaktivität und affektiven Störungen werden seit langem diskutiert (Whybrow u. Prange 1981; Loosen u. Prange 1982). Wie auch für andere antidepressive Verfahren, wurde in Hinblick auf den Schlafentzug ein über eine Steigerung der Schilddrüsenaktivität verlaufender Wirkmechanismus postuliert (Baumgartner u. Haug 1988; Kasper et al. 1988d). Die hierzu entwickelten Vorstellungen sind eng verknüpft mit den vorstehend angeführten Überlegungen zu aminergen Wirkmechanismen. Wie bereits oben erwähnt, ist die Befundlage hinsichtlich der Beziehungen zwischen Response auf Schlafentzug und Schilddrüsenaktivität unklar, was zu einem Teil auf methodischen Inkonsistenzen der Studien beruhen dürfte. Die Bedeutung der Schilddrüsenhormone im Kontext des therapeutischen Schlafentzuges ist auch in Hinblick auf die folgenden Hypothesen zur Thermoregulation und zum Energiehaushalt von Interesse.

1.7.8 Hitze- oder Energieentzug

Diese Hypothese geht auf Überlegungen von Wehr (1990, 1991) zurück. Ausgangspunkt ist die Beobachtung, daß Schlaf in mancher Hinsicht ähnliche Wirkungen auf den Organismus hat wie äußere Hitzeeinwirkung. Die mit dem Einschlafen erfolgende Absenkung des Temperatur-"setpoints" führt zu einer vorübergehenden relativen Überwärmung des Körpers mit entsprechenden gegenregulatorischen Folgen: Stimulation thermolytischer Prozesse und Verlangsamung thermogenetischer Vorgänge. In die gleiche Richtung gehen auch die Ähnlichkeiten in den endokrinologischen Effekten des Einschlafens und der Hitzeexposition. Beide inhibieren thermogenetische Mechanismen und aktivieren thermolytische, verbunden mit einer Stimulation der Sekretion von Prolactin und Wachstumshormon und einem Abfall der TSH- und T3-Ausschüttung. Es gibt weitere Beobachtungen, die für die (zunächst recht globale) Hypothese sprechen, daß Hitze "depressiogen" und Kälte "antidepressiv" wirkt (nach Wehr 1991): (1) bei einigen depressiven Patienten ist die nächtliche Körperkerntemperatur erhöht; (2) erhöhte Körperkerntemperatur ist ein Prädiktor für das Ansprechen auf Schlafentzug; (3) die nächtliche Körperkerntemperatur sinkt ab, wenn die Wirkung von Antidepressiva eintritt; (4) die Körperkerntemperatur sinkt ab, wenn Patienten mit Winterdepression auf Phototherapie ansprechen; (5) Behandlung mit den Antidepressiva Clorgylin und Fluoxetin führt bei Versuchstieren zum Absinken der Körperkerntemperatur.

Wehr (1990, 1991) postuliert im Lichte dieser Hypothese, daß der antidepressive Effekt des Schlafentzugs auf einer Hitzedeprivation beruhen könnte. Schlafentzug führt zur Vermeidung der temporären relativen Überwärmung. Die Annahme, daß hierin ein an der therapeutischen Wirkung beteiligtes Prinzip liegen könnte, wird gestützt durch die Beobachtung, daß Schlafentzug in kalter Umgebung wirkungsvoller zu sein scheint als solcher in warmer Umgebung (Wehr 1991). Diese Hypothese wurde von Elsenga (1992) verallgemeinert zu einer "energy expenditure hypothesis": alle Prozesse, die zu einem erhöhten Energieverbrauch führen, haben demzufolge einen antidepressiven Effekt. Empirische Evidenzen für diese Vermutung fehlen jedoch bisher noch weitgehend.

Wehr (1991) stellt spekulativ die evolutionsbiologische Hypothese auf, daß das "gating" der Depression durch den Schlaf eine adaptive Funktion hat, die das Überleben des Organismus sichert. Depression und Schlaf erscheinen unter diesem Aspekt als in bestimmten Bedrohungssituationen sinnvolle, da energiekonservierende Verhaltensweisen, ihre enge Assoziation erscheint unter bestimmten Umständen somit adaptiv. Umgekehrt erscheint es ebenso sinnvoll, den Wachzustand mit der Unterdrückung des "depressiven" Verhaltensrepertoires zu verbinden. In diesem

Kontext diskutiert Wehr (1991) auch die Analogien zwischen Depression und Winterschlaf.

1.7.9 Senkung eines "overarousals", Anhebung eines "hypoarousals"

Die bei depressiven Patienten zu beobachtenden Auffälligkeiten im Schlaf können auch interpretiert werden als Folge einer "Schlafsättigung" bzw. von "overarousal" (van den Burg u. van den Hoofdakker 1975; Gillin 1983). Im Zusammenhang mit Schlafentzugs-Experimenten diskutierten erstmals van den Burg u. van den Hoofdakker (1975) die Hypothese, daß die Wirkung des Schlafentzugs im wesentlichen in einer Arousal-Senkung bestehe; weitere Belege dafür werden von van den Hoofdakker et al. (1989) erwähnt. Die Befunde von Bouhuys et al. (1985, 1989) und Bouhuys (1991) lassen einen Zusammenhang zwischen erhöhtem Arousal und Ansprechen auf Schlafentzug erkennen. Wu et al. (1992) beobachteten höhere Baseline-Vigilanz-Scores bei Schlafentzugs-Respondern im Vergleich zu Nonrespondern.

Eine mögliche Unterstützung findet die Theorie des "overarousals" in den Befunden von Wu et al. (1991, 1992), die mittels Positronemissions-Tomographie (PET) mit ^{18}F-Fluor-Deoxyglucose (FDG) bei Schlafentzugs-Respondern einen initial erhöhten Glucose-Metabolismus in Teilen des limbischen Systems (Gyrus cinguli und Amygdala) beobachteten; Schlafentzug bewirkt bei Respondern eine Normalisierung des Metabolismus. Nonresponder zeigen dagegen keine Auffälligkeiten im Glucosestoffwechsel des limbischen Systems. Es wäre allerdings nach dem gegenwärtigen Wissensstand ein spekulativer Analogieschluß, den erhöhten Glucose-Metabolismus in diesen Arealen mit klinisch beobachtbarem "overarousal" in Verbindung zu bringen; es ist unklar, welche neurophysiologischen und neurochemischen Prozesse den beobachteten Stoffwechselveränderungen zugrundeliegen. Andere Beobachtungen sprechen eher für die gegenteilige Hypothese: Schlafentzug wirkt nicht durch Senkung, sondern durch Anhebung des Erregungsniveaus. Nach Post et al. (1976) ist Schlafentzug ein unspezifischer Stressor, der, ähnlich wie andere Stressoren (Elektrokrampftherapie, plötzliche körperliche Erkrankung) eine antidepressive Wirkung durch Aktivierung und Mobilisierung entfaltet.

1.7.10 Senkung der Krampfschwelle

Schlafentzug senkt die Krampfschwelle; in der Elektrophysiologie wird er als Provokationsmethode im Rahmen der Diagnostik von Anfallserkrankungen eingesetzt (Gunderson et al. 1973). Post et al. (1976) werfen die Frage auf, ob die mit dem Schlafentzug einhergehende Senkung der Aktivierungsschwelle bestimmter Neuronengruppen an der antidepressiven Wirkung beteiligt sein könnte. Auch antidepressive Pharmaka führen zu einer Senkung der Krampfschwelle, und die

Elektrokonvulsionstherapie belegt die antidepressive Wirkung cerebraler Krampfanfälle. Diese Hypothese ist bisher jedoch nicht weiterverfolgt worden, und entsprechende Daten liegen nicht vor.

1.7.11 Vermeidung von "optional sleep"

Nach Horne (1988) sind nur die ersten drei nächtlichen NonREM-REM-Zyklen, entsprechend etwa den ersten fünf Schlafstunden, für die im Schlaf ablaufenden Restitutionsprozesse essentiell ("core sleep"), während die darüber hinausgehende Schlafdauer keine bedeutsamen funktionen hat und im Prinzip verzichtbar ist ("optional sleep"). Horne führt das oben beschriebene "worn-out-Syndrom" auf ein Übermaß an "optional sleep" bei Gesunden zurück, und stellt eine Analogie zur depressionsintensivierenden Wirkung von Schlaf bei depressiven Patienten her. Die Wirksamkeit des therapeutischen Schlafentzuges beruht nach diesem Modell auf einer Reduktion bzw. Elimination des "optional sleep" (Horne 1991, 1992). Der theoretische Hintergrund dieser Hypothese wurde aus Schlafentzugs-Experimenten an gesunden Probanden entwickelt. Die Unterteilung in "core sleep" und "optional sleep" kann viele Phänomene im Zusammenhang mit Schlaf und Schlafentzug bei gesunden Probanden erklären. Die Hypothese ist eine der wenigen, die an Schlafentzugsexperimenten bei Gesunden gewonnene Vorstellungen auf den Bereich des therapeutischen Schlafentzugs überträgt; es fehlt jedoch noch an empirischen Daten, um beurteilen zu können, inwieweit die Analogie zwischen "worn-out-Syndrom" und Depression berechtigt ist.

1.7.12 Psychologische Hypothesen

Eine naheliegende psychologische Hypothese ist es, den therapeutischen Effekt des Schlafentzuges auf Erwartungs-, Suggestiv- oder Placeboeffekte zurückzuführen. Einige Autoren betonen auch die mögliche Rolle der intensiven Zuwendung, die die Patienten in der Regel während des Schlafentzugs durch das Pflegepersonal erhalten (z.B. Schmocker et al. 1975); auch die Interaktionen zwischen den Patienten oder Gruppenprozesse könnten im Prinzip die Wirkung des Schlafentzuges beeinflussen. Diese Faktoren sind bisher nicht systematisch untersucht worden; aus der klinischen Beobachtung gibt es allerdings keine Hinweise auf eine nennenswerte Bedeutung dieser Variablen (Kuhs u. Tölle 1986).

Post et al. (1976) diskutieren die Möglichkeit eines solchen psychologischen Wirkmechanismus, der vor allem erklären könnte, warum Patienten mit ausgeprägten Schlafstörungen besonders günstig auf Schlafentzug reagieren. Denkbar wäre auch die Wirkung über die Zufriedenheit, eine besonders schwierige Aufgabe bewältigt zu haben. Auch diese Variablen sind bislang nicht systematisch untersucht worden. Spezifischer ist die von psychoanalytischer Seite vorgebrachte Hypothese, daß der Schlafentzug unbewußten masochistischen Tendenzen des depressiven Patienten entgegenkomme und somit vorübergehend zu einer Entla-

1.7 Hypothesen zum therapeutischen Schlafentzug

stung vom Druck autoaggressiver Tendenzen führe. Empirische Belege für diese Hypothese fehlen bislang.

Zu der oben erwähnten "REM-Schlaf-Suppressions-Hypothese" gibt es ein psychologisches Pendant, das man als "Traumsuppressions-Hypothese" bezeichnen könnte. Die Entdeckung des REM-Schlafs durch Aserinsky u. Kleitman (1953) erhielt ein noch größeres Gewicht durch die Beobachtungen von Dement u. Kleitman (1957), die durch Weckungen aus verschiedenen Schlafstadien demonstrieren konnten, daß Träume stark an den REM-Schlaf gebunden sind. Dieser Befund wurde zwar relativiert durch Beobachtungen von Foulkes (1962), die darauf hindeuteten, daß auch bei Weckungen aus anderen Schlafstadien kognitive und emotionale Inhalte berichtet werden; doch haben diese in der Regel nicht die Intensität und den szenischen Charakter, der den typischen Träumen eigen ist. Bei depressiven Patienten wurden sowohl in klinischen Einzelfallstudien als auch in experimentellen Untersuchungen wiederholt emotional negativ gefärbte Trauminhalte gefunden (Überblick bei Riemann et al. 1987). Im Zusammenhang mit der oben dargestellten Hypothese zur Bedeutung der REM-Schlaf-Unterdrückung könnte man vermuten, daß die Unterdrückung negativer Trauminhalte ein an der antidepressiven Wirkung aller REM-Schlaf-supprimierenden Therapieverfahren einschließlich verschiedener Varianten des Schlafentzugs beteiligtes Wirkprinzip ist. Da bei depressiven Patienten die psychohygienisch sinnvolle Funktion des Träumens ins Gegenteil verkehrt erscheint, wäre hier die Unterdrückung der Träume eine therapeutisch wirksame Maßnahme.

Dagegen spricht jedoch, daß nicht alle einschlägigen Studien ein verstärktes Auftreten emotional belastender Träume bei Depressiven zeigen; manche Untersuchungen ergaben lediglich eine reduzierte Erinnerungsrate und eher triviale Trauminhalte (Riemann et al. 1988a, 1990c). Die vorliegenden Befunde erlauben auch alternative Hypothesen: Greenberg u. Pearlman (1975) erklären den starken "REM-Druck" bei Depressiven durch erhöhtes Bedürfnis nach Verarbeitung belastender Ereignisse, im Sinne einer adaptiven Funktion des Traumes. Im Lichte dieser Hypothese wäre es nicht erklärbar, daß REM-Schlaf-Unterdrückung und damit Traumverhinderung eine entlastende Wirkung haben sollte. Allerdings beruht diese "Traumdruck-Hypothese" auf Annahmen über die Zusammenhänge zwischen Streß und REM-Schlaf, die bisher nicht bewiesen werden konnten (Dallett 1973; Lauer et al. 1987).

2 Eigene Untersuchungen

Im Folgenden werden eigene Untersuchungen zum therapeutischen Schlafentzug vorgestellt. Hauptzielsetzung von Studie 1 (Abschnitt 2.1) war die Untersuchung der Wirkungen und Response-Prädiktoren mehrfach wiederholter totaler Schlafentzüge. In den Studien 2, 2a, 3, 4 und 4a (Abschnitt 2.2) wurde ein anderer methodischer Ansatz gewählt. Schwerpunkt war hier nicht die Untersuchung der Bedingungen für ein Ansprechen auf Schlafentzug, sondern für das gegenteilige Phänomen: einen durch Schlaf hervorgerufenen Rückfall in die Depression. Die Induktion depressiver Symptomatik durch kurze Tagschlafepisoden erschien als besonders geeignetes "experimentum crucis" zur Prüfung verschiedener Hypothesen zum Wirkmechanismus des Schlafentzugs.

2.1 Wiederholte Schlafentzüge

2.1.1 Fragestellungen

Ziel der Studie war die Untersuchung wiederholter totaler Schlafentzüge bei antidepressiv medizierten depressiven Patienten. Folgende Fragestellungen standen im Vordergrund:

- Deskription der Effekte. Welches sind die Wirkungen wiederholter totaler Schlafentzüge auf Befindlichkeit und Symptomatik depressiver Patienten? Wie konstant ist die Wirkung intraindividuell über mehrere Wiederholungen; lassen sich Trends erkennen, zum Beispiel im Sinne einer Zunahme oder Abnahme des antidepressiven Effektes?
- Interindividuelle Unterschiede. Unterscheiden sich die Patienten hinsichtlich des zeitlichen Musters der Reaktionen auf wiederholte Schlafentzüge? Lassen sich habituelle "Responder" oder "Nonresponder" unterscheiden?
- Prädiktoren für Response auf den einzelnen Schlafentzug. Welches sind Prädiktoren für das Ansprechen oder Nichtansprechen, bezogen auf einen einzelnen Schlafentzug? Wie konstant ist die prädiktive Valenz einzelner Variablen über alle Wiederholungen hinweg? Als mögliche Prädiktoren wurden dabei folgende Variablengruppen untersucht: *psychopathologische Variablen* (Schweregrad der Depression am Tage vor Schlafentzug, vorhergehende Tagesschwankung der

Befindlichkeit); *psychologische Variablen* (Vorinformation, Erwartung, Motivation etc.); *polysomnographische Variablen* (Schlaf-EEG in der Vornacht).
- Prädiktoren für generelle Reagibilität auf Schlafentzüge. Welches sind Prädiktoren für die über alle Wiederholungen ermittelte Gesamt-Reagibilität auf Schlafentzüge? Zusätzlich zu den vorstehend genannten Parametern wurden für diese Fragestellung *demographische* und *klinische Variablen* (z.B. Verlaufscharakteristika) untersucht.
- Vergleich mit Kontrollgruppe ohne Schlafentzüge. Welcher Krankheitsverlauf zeigt sich unter der Kombination einer antidepressiven Medikation mit wiederholten Schlafentzügen im Vergleich zu einer Kontrollgruppe mit antidepressiver Medikation ohne Schlafentzüge? Tritt der antidepressive Effekt durch Kombination der Medikation mit Schlafentzügen schneller ein?

2.1.2 Methodik

Patienten. Zwanzig stationär behandelte Patienten mit einer Major Depression nach DSM-III-R (American Psychiatric Association 1987) wurden untersucht. Weiteres Einschlußkriterium war ein Punktwert in der Hamilton-Depressions-Skala (21-Item-Version, HAMD-21, Hamilton 1967) von mindestens 18 zum Aufnahmezeitpunkt. Nicht aufgenommen wurden Patienten, bei denen zusätzlich hirnorganische Erkrankungen, Medikamenten- oder Alkoholabhängigkeit, produktiv-psychotische Symptomatik oder akute Suizidalität vorlagen. Ferner wurden solche Patienten ausgeschlossen, bei denen eine Kontraindikation zur Behandlung mit Amitriptylin oder Amitriptylin-N-Oxid vorlag. In die Studie wurden sämtliche Patienten einbezogen, die von Juli 1988 bis Juli 1989 auf der Station 4 des Max-Planck-Instituts für Psychiatrie in München aufgenommen wurden und die Einschlußkriterien erfüllten.

Bei einem Patienten wurde unmittelbar vor dem geplanten ersten Schlafentzug die Teilnahme am Projekt abgebrochen, da er eine starke Agitation mit schnellen Stimmungsschwankungen entwickelte. Bei einer Patientin wurde vor dem ersten Schlafentzug wegen akut aufgetretener Suizidalität ebenfalls der Abbruch der Projektteilnahme veranlaßt. Die endgültige Stichprobe bestand somit aus 18 Patienten, die in Tabelle 1 beschrieben werden (9 männlich, 9 weiblich; Alter: 45.7 ± 11.0 Jahre; Diagnosen nach DSM-III-R: Major Depression, einzelne Episode (296.23, n=5); Major Depression, rezidivierend (296.33, n=10); Bipolare Störung, depressiv (296.53, n=3)). Der mittlerer Score in der HAMD-21 betrug bei Aufnahme 29.6 ± 5.4; die mittlere Gesamt-Erkrankungsdauer (seit Ersterkrankung) betrug 9.5 ± 12.0 Jahre, die aktuelle Krankheitsphase dauerte im Mittel 0.7 ± 0.7 Jahre.

Projektablauf. Am Tag nach der stationären Aufnahme begann eine einwöchige Vorphase mit der Erhebung der psychopathometrischen Basisdaten und dem

Tabelle 1. Studie 1: Stichprobe

NR	GE	AL	ICD	DSM	HAM	EDE	EDA	DP	MP
01	w	35	296.1	296.23	34	0.3	0.3	1	-
02	w	23	296.3	296.53	34	4	0.2	4	1
03	m	48	296.1	296.33	40	6	0.2	3	-
04	w	47	296.1	296.23	37	1.5	1.5	1	-
05	m	47	296.1	296.33	29	6.5	0.2	4	-
06	m	53	296.1	296.33	22	9	0.3	4	-
07	m	34	296.1	296.23	27	0.3	0.3	1	-
08	m	50	296.1	296.33	27	4.5	0.3	2	-
09	w	49	296.1	296.33	27	14	3	4	-
10	m	52	296.1	296.23	19	1	1	1	-
11	m	65	296.1	296.33	25	49	0.8	5	-
12	w	49	296.1	296.33	27	14	0.8	6	-
13	m	36	296.1	296.23	29	0.3	0.3	1	-
14	w	60	296.1	296.33	27	10	1	5	-
15	w	49	296.3	296.53	32	28	0.3	14	3
16	w	47	296.1	296.33	30	7	1	2	-
17	m	25	296.3	296.53	29	1,5	1.5	1	2
18	w	53	296.1	296.33	38	12	0.7	2	-

NR: Patientennummer; *GE:* Geschlecht; *AL:* Alter (Jahre); *ICD:* Diagnose nach ICD-9; *DSM:* Diagnose nach DSM-III-R; *HAM:* HAMD-21-Score (Baseline); *EDE:* Erkrankungsdauer seit Ersterkrankung (Jahre); *EDA:* Erkrankungsdauer seit Beginn der aktuellen Phase (Jahre); *DP:* Anzahl bisheriger depressiver Phasen; *MP:* Anzahl bisheriger manischer Phasen

Beginn der Medikation. In diesem Zeitraum wurden die Patienten ausführlich über das Projekt informiert und gaben eine schriftliche Einverständniserklärung ab. Die Hauptphase des Projektes begann eine Woche nach Aufnahme mit zwei nächtlichen polysomnographischen Untersuchungen im Schlaflabor, von denen die erste als Adaptationsnacht nicht in die Auswertung einging. In der nächsten Nacht wurde der erste von insgesamt sechs totalen Schlafentzügen (TSE) durchgeführt, die während dreier Wochen jeweils in den Nächten von Montag auf Dienstag und von Donnerstag auf Freitag stattfanden. Diese sechs Schlafentzüge werden im Folgenden als TSE A, TSE B, TSE C, TSE D, TSE E und TSE F bezeichnet. Genau 4 Wochen nach TSE A (10 Tage nach TSE F) wurde noch eine Abschlußuntersuchung durchgeführt (Psychopathometrie und psychologische Variablen).

Von den 18 Patienten haben 15 das Projekt vollständig durchlaufen. Folgende Gründe führten zum Abbruch bei den übrigen drei Patienten: bei Pat.02 kam es vor TSE F zu einer ausgeprägten suizidalen Krise, die eine Verlegung auf die geschlossene Station erforderte und eine Weiterführung der Untersuchungen unmöglich machte; bei Pat.11 wurde die Projektteilnahme vor TSE E wegen starker Agitation, anhaltender Wirkungslosigkeit der Behandlung und somit geboten erscheinender Umsetzung auf eine andere Medikation abgebrochen; bei Pat.05 wurde nach Durchlaufen der Projektphase D eine neoplastische Erkrankung diagnostiziert, die einen umgehenden operativen Eingriff erforderlich machte und zur Verlegung des Patienten führte.

Medikation. 16 Patienten wurden während der gesamten Projektdauer mit Amitriptylin (150mg pro die) behandelt. Bei zwei Patienten (Pat.11 und Pat.13) war anamnestisch eine frühere erfolglose Behandlung mit Amitriptylin bekannt; diese wurden stattdessen mit Amitriptylin-N-Oxid (180 mg pro die) behandelt. Bei vier Patienten, bei denen schon eine Medikation mit Amitriptylin bestand, wurde diese fortgeführt unter Anpassung der Dosis. Acht Patienten wurden vor Einschluß in die Studie mit einem anderen Antidepressivum behandelt; bei diesen erfolgte innerhalb von drei Tagen eine Umsetzung auf eine der beiden Substanzen. Sechs Patienten waren zuvor medikationsfrei; bei ihnen wurde am Tag nach der stationären Aufnahme einschleichend mit der Medikation begonnen bis zur Erreichung der Erhaltungsdosis nach drei Tagen. Eine psychotrope Begleitmedikation war nicht zulässig, mit Ausnahme der Fortführung einer bestehenden Phasenprophylaxe mit Lithium (Pat.12) und Carbamazepin (Pat.15).

Schlafentzüge. An den Schlafentzügen nahmen stets mehrere Patienten gemeinsam teil. Sie wurden durch eine eigens dafür abgestellte Sitzwache betreut, die die Einhaltung des Schlafentzuges überwachte und den Patienten half, wachzubleiben. Sitzwache und Patienten hielten sich meist auf der Station auf; gegen Morgen wurden gelegentlich kurze Spaziergänge unternommen. Während der Nacht waren alle Arten üblicher Aktivitäten erlaubt; die Sitzwache war jedoch instruiert, darauf zu achten, daß nicht zu stark stimulierende oder belastende Aktivitäten ausgeführt wurden. Ferner sollte sie nach Möglichkeit keinerlei Erwartungen hinsichtlich möglicher Effekte des Schlafentzugs induzieren.

Die Patienten wurden angewiesen, auch tagsüber vor und nach den Schlafentzügen nicht zu schlafen. Der Genuß coffeinhaltiger Getränke war in der Schlafentzugsnacht zwischen 20 Uhr und 6 Uhr nicht gestattet.

Psychopathometrie: Meßinstrumente. Während des Projektes wurden Symptomatik und Befindlichkeit der Patienten sowohl mittels Fremdrating durch einen erfahrenen Psychiater als auch durch Selbstrating erfaßt. Dabei wurden folgende Skalen verwendet:

- IMPS (Inpatient Multidimensional Psychiatric Scale, Lorr u. Klett, dt.Version: Hiller et al. 1986), zur Erfassung der allgemeinen Psychopathologie: bei Aufnahme und Projektabschluß (Fremdrating).

- HAMD-21 (Hamilton Depression Rating Scale, 21-Items-Version, Hamilton 1967): Jeweils morgens (9 Uhr) bei Aufnahme, vor den Schlafentzügen A, C und E sowie bei der Abschlußuntersuchung (Fremdrating). Maximalscore: 65.
- HAMD-6 (Hamilton Depression Rating Scale, 6-Items-Version, Bech et al. 1975): Diese Skala stellt eine Teilmenge der Items aus HAMD-21 dar und umfaßt die Items "Depressive Stimmung", "Schuldgefühle", "Arbeit und Interessen", "psychomotorische Hemmung", "Angst (psychisch)" und "körperliche Symptome" (Maximalscore: 22 Punkte); diese Variablen wurden morgens um 9 Uhr vor und nach jedem Schlafentzug erfaßt (Fremdrating).
- Bf-S (Befindlichkeitsskala, v. Zerssen u. Koeller 1976): Ratings erfolgten jeweils morgens um 8 Uhr und abends um 22 Uhr täglich von der Erstuntersuchung zu Projektbeginn bis zur Abschlußuntersuchung (Maximalscore: 56).

Psychopathometrie: Variablendefinitionen.

- *Response:* Für die meisten Fragestellungen im Rahmen dieser Studie wurde das Ansprechen auf Schlafentzug als kontinuierliche Variable konzipiert, unter paralleler Verwendung eines auf Fremdrating und eines auf Selbstrating basierenden Maßes (Δ HAMD-6: Differenz zwischen den Fremdratings auf der HAMD-6 morgens nach versus morgens vor Schlafentzug; Δ Bf-S: Differenz zwischen den Selbstratings auf der Bf-S morgens nach versus morgens vor Schlafentzug). In beiden Fällen ist günstiges Ansprechen durch negative Vorzeichen gekennzeichnet. Die über alle Wiederholungen der Schlafentzüge intraindividuell gemittelte Response wird als "mittleres Δ HAMD-6" bzw. "mittleres Δ Bf-S" bezeichnet.
- *Response-Rate:* Diese Variable wurde nur im Kontext mit der Analyse der Beziehungen zwischen Ansprechen auf Schlafentzug und Tagesschwankungen der Befindlichkeit verwendet. Hier wurde, abweichend von der sonst in der Untersuchung durchgehend verwendeten obigen Definition, "Response" dichotom definiert. Auch hier wurde parallel ein auf Fremdrating und ein auf Selbstrating basierendes Maß verwendet, wobei als Kriterium eine mindestens 30%ige Verbesserung im Score der HAMD-6 bzw. Bf-S vom Morgen vor zum Morgen nach dem Schlafentzug galt. Die "Response-Rate" ist der prozentuale Anteil solchermaßen definierter Responses an der Gesamtzahl durchgeführter Schlafentzüge.
- *Tagesdifferenz der Befindlichkeit:* Als Tagesdifferenz der Befindlichkeit gilt die Differenz zwischen den Morgen- und Abend-Ratings in der Bf-S. Von den während der Studie gemessenen Tagesdifferenzen werden in den folgenden Analysen je nach Fragestellung eine der folgenden Teilmengen berücksichtigt: (1) Tagesdifferenzen vor Schlafentzug: gemessen an den den Schlafentzügen unmittelbar vorausgehenden Tagen. Intraindividuelles arithmetisches Mittel: "mittlere Tagesdifferenz vor TSE"; (2) Tagesdifferenzen nach Schlafentzug: gemessen an den auf die Schlafentzüge folgenden Tagen. Intraindividuelles arithmetisches Mittel: "mittlere Tagesdifferenz nach TSE"; (3) Sämtliche Tagesdifferenzen, die während der Studie beobachtet wurden; unberücksichtigt blieben dabei: der Tag nach jeder Schlafentzugsnacht (wegen der Beeinflussung

durch die experimentelle Manipulation) sowie die ersten Projekttage von der Aufnahmeuntersuchung bis einschließlich zum Tage vor der Adaptationsnacht und die letzten Projekttage vom dritten Tag nach TSE F bis zur Abschlußuntersuchung (wegen lückenhafter Selbstrating-Daten bei einem Teil der Patienten). Insgesamt gehen somit 15 Tage in die Berechnung ein. Der intraindividuelle Mittelwert dieser Tagesdifferenzen wird als "mittlere Tagesdifferenz" bezeichnet.

- *Tagesschwankung und Tagesschwankungs-Rate:* Als Tagesschwankung der Befindlichkeit wird eine Tagesdifferenz bezeichnet, deren Ausmaß 30% (bezogen auf die Morgenmessung) überschreitet. Eine Verbesserung der Befindlichkeits am Abend wird als "positive Tagesschwankung" bezeichnet, eine Verschlechterung am Abend als "negative Tagesschwankung" (die zugrundeliegende Tagesdifferenz hat allerdings ein entgegengesetztes Vorzeichen). Die "Tagesschwankungs-Rate" ist der Anteil von solchermaßen definierten Tagesschwankungen, bezogen auf die Gesamtzahl sämtlicher Tagesdifferenzen.

Psychologische Variablen. Zur Erfassung psychologischer Variablen wurde ein semistrukturiertes Interview ausgearbeitet, das abschnittweise während des Projektes durchgeführt wurde. Es bestand aus sechs Abschnitten mit folgenden Items:

Abschnitt 1 (zu Projektbeginn):
- Subjektive Krankheitstheorie: Vermutungen des Patienten über die Ursachen der eigenen Erkrankung, insbesondere hinsichtlich der Dimension psychische vs. somatische Verursachung;
- Beziehung zwischen Schlafstörungen und Depression: Ist Schlafstörung Symptom oder Ursache der Depression?
- Vorinformation über therapeutischen Schlafentzug: was ist bekannt, von wen stammt die Information?
- Eigene Vorerfahrung mit therapeutischem Schlafentzug
- Erwartete relative Wirksamkeit der Schlafentzüge: Welchen Rangplatz in Hinblick auf die erwartete therapeutische Wirkung hat in den Augen des Patienten die vorgesehene Schlafentzugsbehandlung in Relation zu folgenden anderen therapeutischen Maßnahmen: antidepressive Medikation, Gespräche mit dem Arzt und Milieufaktoren (Rangplätze 1-4).

Abschnitt 2 (vor TSE A):
- Erwartete Wirkung von Schlafentzug A: "Wird Ihnen der Schlafentzug helfen?"
- Motivation zur Teilnahme am Schlafentzug A: Überwiegend extrinsische Motivation (Teilnahme am Schlafentzug wegen ärztlicher Anordnung, Druck von außen, Überredung durch Pflegepersonal, Mitpatienten, Angehörige) oder überwiegend intrinsische Motivation (Teilnahme aus eigenem Entschluß)

Abschnitte 3, 4 und 5 (nach TSE A/vor TSE B/nach TSE B):
- Effekt von Schlafentzug A (morgens nach TSE A): "Hat Ihnen der Schlafentzug geholfen?"
- Erwartete Wirkung von Schlafentzug B (morgens vor TSE B): "Wird Ihnen der zweite Schlafentzug helfen?"

- Motivation zur Teilnahme am Schlafentzug B (morgens vor TSE B): überwiegend extrinsische vs. intrinsische Motivation, entsprechend Abschnitt 2
- Effekt von Schlafentzug B (morgens nach TSE B): "Hat Ihnen der Schlafentzug geholfen?"

Abschnitt 6 (bei Abschluß, 10 Tage nach TSE F):
- Retrospektiv eingeschätzte relative Wirksamkeit der Schlafentzüge: Welchen Rangplatz in Hinblick auf die therapeutische Wirkung hatten in den Augen des Patienten die durchgeführten Schlafentzüge in Relation zu folgenden anderen therapeutischen Maßnahmen: antidepressive Medikation, therapeutische Gespräche mit dem Arzt und "Milieufaktoren" (Rangplätze 1-4).

Weitere im Rahmen der Interviews erhobene Informationen wurden hier nicht ausgewertet, da die dazu erforderliche differenzierte inhaltsanalytische Methodik eine größere Stichprobe zur Voraussetzung hätte.

Polysomnographie. Vor TSE A wurden die Patienten im Schlaflabor für zwei Nächte, vor TSE C und TSE E für jeweils eine Nacht polysomnographisch untersucht (die erste Ableitung diente ausschließlich der Adaptation an die Umgebungsbedingungen des Schlaflabors und ging nicht in die Auswertung ein). Die Aufzeichnungen erfolgten durch einen 17-Kanal-Polygraphen (Nihon-Kohden 4417). Folgende Parameter wurden dabei erfaßt: EEG (C3-A2 / C4-A1), EOG (horizontal), EMG (submental). Die Polysomnogramme wurden visuell ausgewertet gemäß den Standardkriterien (Rechtschaffen u. Kales 1968). Die in der Analyse verwendeten Schlafvariablen wurden folgendermaßen definiert:

- Schlafdauer ("Total sleep time"): Die im Schlaf verbrachte Zeit, ohne intermittierende Wachzeiten;
- Schlafeffizienz: Anteil der Schlafdauer an der im Bett verbrachten Zeit;
- Einschlaflatenz: Zeit vom Lichtlöschen bis zum erstmaligen Auftreten des Stadiums 2;
- Anzahl der Wachperioden (intermittierend während der Zeit vom Einschlafen bis zum definitiven Erwachen);
- Stadien 1, 2, Tiefschlaf, REM-Schlaf (absolut): Zeitdauer der betreffenden Stadien in Minuten;
- Stadien 1, 2, Tiefschlaf, REM-Schlaf (prozentual): Anteile der jeweiligen Schlafstadien an der Schlafperiode (Zeit vom Einschlafen bis zum definitiven Erwachen, einschließlich intermittierender Wachzeiten);
- REM-Latenz: Zeit vom erstmaligen Auftreten von Stadium 2 bis zum erstmaligen Auftreten von REM-Schlaf;
- Dauer der 1.REM-Phase (in Minuten);
- Dichte der 1.REM-Phase: Anzahl von dreisekündigen "Mini-Epochen" REM-Schlafes mit Augenbewegungen als Prozentsatz der Gesamtzahl von "Mini-Epochen" REM-Schlaf während der 1.REM-Phase.

Kontrollgruppe für Gesamtverlauf. Für die Untersuchung der Fragestellung, inwieweit die Kombination einer antidepressiven Medikation mit Schlafentzügen

42   2 Eigene Untersuchungen

den Eintritt des therapeutischen Effektes vorverlagern kann, wurde nach Abschluß der Studie aus den Krankenakten des Max-Planck-Instituts für Psychiatrie retrospektiv eine Kontrollgruppe zusammengestellt. Für die Aufnahme in diese Gruppe wurden folgende Kriterien zugrundegelegt:

- Der Experimentalgruppe analoge Ein- und Ausschlußkriterien hinsichtlich Diagnose, Komorbidität etc. (s.o.);
- Stationäre Behandlung im Max-Planck-Institut für Psychiatrie in den Jahren 1985 bis 1989 von mindestens 4 Wochen Dauer;
- Konstante medikamentöse Behandlung mit Amitriptylin im Dosisbereich 125 - 175 mg pro die über einen Zeitraum von mindestens 4 Wochen ab stationärer Aufnahme; keine psychotrope Zusatzmedikation außer Phasenprophylaktika (entsprechend den Bedingungen der Studie);
- keine Behandlung mit Schlafentzügen im Zeitraum von vier Wochen ab stationärer Aufnahme;
- ausreichend engmaschige und lückenlose Dokumentation des klinischen Verlaufs mittels Selbstrating auf der Bf-S (in der Regel jeden 2. Tag).

Es wurden sämtliche Krankenakten des Max-Planck-Instituts für Psychiatrie aus den Jahren 1985 bis 1989 diesbezüglich überprüft; die genannten Kriterien wurden lediglich von 18 Patienten erfüllt (Alter: 46.7 ± 11.0 Jahre; 5 männlich, 13 weiblich). Hinsichtlich Alter, Geschlecht und psychopathologischer Baseline-Variablen (IMPS-Subskalen Angst/Depression, IMPS-Subskala Hemmung, IMPS-Subskala Kognitive Beeinträchtigung, Bf-S) unterschied sich diese Gruppe nicht signifikant von der Experimentalgruppe. Da für diese Patienten in der Regel keine regelmäßigen Ratings auf der Hamilton-Skala (HAMD-21) vorlagen, beschränkte sich der Vergleich mit der Experimentalgruppe auf die Scores der Bf-S während der ersten vier Wochen des stationären Aufenthaltes.

Stichprobenvarianten. Bei der Datenauswertung wurden je nach Fragestellung zwei verschiedene Stichproben-Varianten untersucht:

- Variante A. In die Auswertungen, die weniger die Effekte der einzelnen Schlafentzüge als vielmehr den Gesamtverlauf betrafen (einschließlich des Vergleichs mit der Kontrollgruppe), wurden nur solche Patienten einbezogen, für die weitgehend vollständige psychopathometrische Ratings für den gesamten Projektzeitraum vorlagen. Das war nicht der Fall bei Pat.02 und Pat.05, bei denen wegen vorzeitigen Abbruchs der Projektteilnahme (s.o.) keine Ratings für die Schlußphase vorliegen; sie wurden aus diesem Grunde nicht in diesen Teil der Auswertungen einbezogen. Im Gegensatz dazu wurde Pat. 11 berücksichtigt, bei dem trotz Nichtteilnahme an den letzten Schlafentzügen die Ratings bis zum ursprünglich vorgesehenen Projektabschluß fortgeführt wurden; diese Stichproben-Variante besteht somit aus 16 Patienten.
- Variante B. In alle übrigen Auswertungen wurden alle 18 Patienten einbezogen. In einigen Fällen war schon vor Durchlaufen der sechs Projektphasen eine deutliche Besserung eingetreten, so daß die letzten Schlafentzüge dieser Patienten bereits auf der Basis weitgehend normalisierter Befindlichkeitsratings

durchgeführt wurden. Um eine Verfälschung der Auswertungen durch Deckeneffekte zu vermeiden, wurden alle Schlafentzüge und die im Kontext damit durchgeführten Ratings und Messungen nachträglich ausgeschlossen, bei denen zuvor ein Baseline-HAMD-6 von weniger als 3 Punkten bestanden hatte. Das war der Fall bei den Patienten 03 (TSE F), 05 (TSE D), 09 (TSE D bis F) und 12 (TSE E bis F).

Statistische Auswertungen. Für die Analysen von Verläufen wurden multivariate Varianzanalysen mit Meßwiederholungen (Prozedur MANOVA, Programmpaket SPSS/PC+ Version 4.0) durchgeführt. Die dabei berechneten Haupteffekte und Wechselwirkungen sind den jeweiligen Ergebnisdarstellungen zu entnehmen. Angegeben werden F-Werte, Freiheitsgrade und Irrtumswahrscheinlichkeit (p).

Zur Berechnung von Zusammenhängen wurden Pearson'sche Korrelationskoeffizienten berechnet. Gruppenunterschiede wurden mittels Student's T-Test überprüft. Die meisten Signifikanztests beruhen auf zweiseitiger Fragestellung; Ausnahmen davon sind jeweils im Einzelfall vermerkt. Das Signifikanzniveau betrug 5%, es wurden jedoch auch Ergebnisse im 10%-Signifikanz-Bereich gekennzeichnet.

2.1.3 Ergebnisse

Gesamtverlauf der Psychopathometrie. Tabelle 2 gibt einen Eindruck vom Verlauf der depressiven Symptomatik und Befindlichkeit über den gesamten Projektzeitraum von insgesamt fünf Wochen. Sowohl im Fremd- als auch im Selbstrating zeigt sich eine deutliche kontinuierliche Besserung, die allerdings im Selbstrating das Signifikanzniveau knapp verfehlt.

Tabelle 2. Studie 1: Verlauf ($\bar{x} \pm s$)

	Aufnahme (Tag 1)	Vor TSE A (Tag 8)	Vor TSE C (Tag 15)	Vor TSE E (Tag 22)	Abschluß (Tag 36)
HAMD-21	29.0 ± 5.8	27.3 ± 6.6	20.4 ± 10.1	20.0 ± 9.26	12.5 ± 8.5
Bf-S	36.6 ± 13.3	36.4 ± 13.0	30.5 ± 15.2	31.2 ± 16.3	24.9 ± 16.4

MANOVA: *HAMD-21*: $F(4)=10.0$, $p=0.001$; *Bf-S*: $F(4)=3.12$, $p=0.055$

Vergleich mit Kontrollgruppe ohne Schlafentzüge. In Tabelle 3 werden die Selbstratings der Befindlichkeit auf der Bf-S in der Schlafentzugsgruppe mit denen der Kontrollgruppe ohne Schlafentzüge verglichen. Weder im Gesamtverlauf noch zu irgend einem Zeitpunkt ergibt sich ein Unterschied zwischen den Ratings beider Gruppen; varianzanalytisch zeigt sich lediglich der zu erwartende klare Einfluß des

2 Eigene Untersuchungen

Tabelle 3. Studie 1: Vergleich mit Kontrollgruppe ($\bar{x} \pm s$)

	Aufnahme (Tag 1)	Vor TSE A (Tag 8)	Vor TSE C (Tag 15)	Vor TSE E (Tag 22)	Abschluß (Tag 36)
SE (n=16)	36.6 ± 13.3	36.4 ± 13.0	30.5 ± 15.2	31.3 ± 16.3	24.9 ± 16.3
KG (n=18)	35.8 ± 10.9	32.9 ± 14.7	29.7 ± 14.5	29.7 ± 15.7	29.2 ± 13.3

SE: Schlafentzugsgruppe; *KG*: Kontrolllgruppe
MANOVA: *Gruppe:* n.s.; *Zeitpunkt:* F(4)=5.4, p=0.002; *Interaktion:* n.s.

Meßzeitpunkts im Sinne einer Verbesserung der Befindlichkeit über den Zeitraum in beiden Gruppen, jedoch weder ein signifikanter Haupteffekt für die Gruppenzugehörigkeit noch eine signifikante Interaktion zwischen Gruppe und Zeitpunkt.

Verlauf der psychopathometrischen Ratings über alle Schlafentzüge. Abb.1 zeigt die mittleren Effekte jedes einzelnen Schlafentzuges auf die fremdbeurteilte

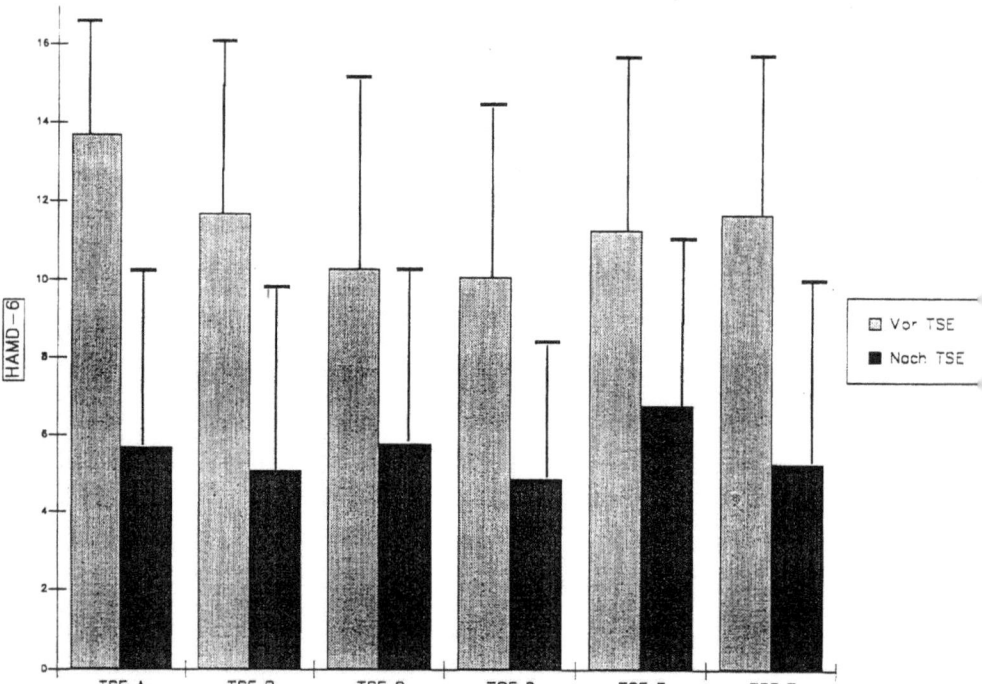

Abb.1. Studie 1: Mittlere Depressionsratings (HAMD-6) morgens vor und morgens nach jeder Schlafentzugsnacht

depressive Symptomatik. Jeder einzelne Schlafentzug führte zu einer signifikanten Verbesserung im Hamilton-Score (T-Test für abhängige Stichproben; $p < 0.01$ für TSE A, TSE B, TSE C, TSE D und TSE F; $p < 0.05$ für TSE E); die jeweiligen Ausgangs-Scores vor den Schlafentzügen zeigen von Mal zu Mal nur eine geringfügige (und keinesfalls signifikante) Tendenz zur Abnahme. Ein sehr ähnlicher Verlauf zeigt sich für die Selbstratings auf der Befindlichkeitsskala.

Tabelle 4. Studie 1: Psychopathometrie ($\bar{x} \pm s$)

	TSE A	TSE B	TSE C	TSE D	TSE E	TSE F
n	18	18	18	16	14	12
HAMD-6 vor TSE	13.7 ± 2.9	11.7 ± 4.4	10.3 ± 4.8	10.1 ± 4.5	11.3 ± 4.5	11.7 ± 4.4
Bf-S vor TSE	35.4 ± 13.3	33.9 ± 13.6	30.1 ± 14.8	32.1 ± 15.4	33.5 ± 13.5	32.8 ± 10.2
TD vor TSE	-0.88 ± 6.8	-4.1 ± 6.2	-0.82 ± 7.1	-3.9 ± 6.1	-2.4 ± 4.8	-1.2 ± 7.5
TD nach TSE	-7.6 ± 8.2	-3.6 ± 9.9	-2.7 ± 7.8	-1.5 ± 7.7	-2.4 ± 8.8	-1.8 ± 6.1
Response (Δ HAMD)	-8.1 ± 4.8	-6.7 ± 4.4	-4.5 ± 3.6	-5.3 ± 3.7	-4.5 ± 5.9	-6.4 ± 5.7
Response (Δ Bf-S)	-3.4 ± 8.1	-6.9 ± 8.3	-2.5 ± 7.2	-4.7 ± 10.3	-7.7 ± 10.0	-4.0 ± 14.7

TD: Tagesdifferenz
MANOVA: n.s. für alle Variablen

Tabelle 4 gibt einen Gesamtüberblick über die Verläufe verschiedener psychopathometrischer Variablen über die wiederholten Schlafentzüge hinweg. Über diesen Zeitraum (der, im Gegensatz zu dem in Tabelle 2 repräsentierten 5-Wochen-Intervall nur die engere Experimentalphase von 17 Tagen Dauer umfaßt) zeigen die Baseline-Messungen vor den Schlafentzügen (HAMD-6 und Bf-S) sowohl in der Fremd- als auch in der Selbstbeurteilung nur eine sehr subtile Besserungstendenz, die sich nicht als signifikanter Haupteffekt varianzanalytisch manifestiert. Der Vergleich mit Tabelle 2 läßt erkennen, daß eine sehr entscheidende Besserung noch zwischen TSE E und der Abschlußmessung zwei Wochen danach eingetreten ist.

Die mittlere Tagesdifferenz der Befindlichkeit an den den Schlafentzügen jeweils vorausgehenden Tagen variiert von Mal zu Mal, ohne daß ein Trend erkennbar wäre. Das gleiche gilt für die entsprechenden Schwankungen an den Tagen nach den Schlafentzügen. Die Schlafentzugseffekte in Fremd- und Selbstbeurteilung (Δ HAMD-6 und Δ Bf-S) zeigen ebenfalls keinerlei Tendenz zur Zu- oder Abnahme oder andere Arten zeitkorrelierter Schwankungen.

In Tabelle 5 findet sich eine Auflistung aller Schlafentzugs-Effekte für jeden einzelnen Patienten. Hier wird deutlich, daß die Reaktionen auf wiederholte

Tabelle 5. Studie 1: Alle Schlafentzugs-Effekte (Δ HAMD-6)

NR	TSE A	TSE B	TSE C	TSE D	TSE E	TSE F	$\bar{x} \pm s$
01	-10	-11	-10	-2	-13	-2	-8.0 ± 4.8
02	-14	-14	-8	-3	5	.	-6.8 ± 8.0
03	-7	-7	-4	-3	-4	.	-5.0 ± 1.9
04	-6	-6	0	-2	-12	3	-3.8 ± 5.3
05	-8	-8	-5	.	.	.	-7.0 ± 1.7
06	-5	-13	-5	-4	-3	-3	-5.5 ± 3.8
07	-6	1	0	-4	-2	-5	-2.7 ± 2.8
08	-10	-5	-2	.	.	.	-5.7 ± 4.0
09	-11	-4	1	-2	5	-15	-4.3 ± 7.5
10	-1	0	-2	-5	.	.	-2.0 ± 2.2
11	-3	-1	-3	-6	.	.	-3.3 ± 2.1
12	-10	-6	-4	-10	-7	-13	-8.3 ± 3.3
13	-10	-5	-8	-9	-7	-9	-8.0 ± 1.8
14	-14	-9	-12	-11	-6	-7	-9.8 ± 3.1
15	-12	-11	-4	2	-11	-14	-8.3 ± 6.1
16	-14	-10	-2	-7	4	-9	-6.3 ± 6.4
17	-8	-9	-5	-10	-8	-3	-7.2 ± 2.6
18	4	-2	-8	-8	-4	0	-3.0 ± 4.7
$\bar{x} \pm s$	13.7 ± 2.9	11.7 ± 4.4	10.3 ± 4.8	10.1 ± 4.5	11.3 ± 4.5	11.7 ± 4.4	
Autokorrelationen	0.61**	0.46*	0.38°	-0.03	-0.38		

** p < 0.01; * p < 0.05; ° p < 0.10

Schlafentzüge intraindividuell stark variieren. Allerdings zeigen sich auch interindividuell große Unterschiede in der Reagibilität, die sich in stark streuenden mittleren individuellen Response-Maßen zeigen. In der letzten Zeile der Tabelle sind die Autokorrelationen zwischen den mittleren Responses auf aufeinanderfolgende Schlafentzüge dargestellt. Zwischen den ersten beiden Schlafentzügen besteht ein hoher korrelativer Zusammenhang; dieser nimmt von Mal zu Mal stetig ab, er ist nicht mehr zu erkennen zwischen TSE D und TSE E. Zwischen TSE E und TSE F besteht sogar ein (allerdings nicht signifikanter, p = 0.11) negativer Zusammenhang.

Abb.2 zeigt die über alle Patienten und alle Schlafentzüge hinweg kumulierten Häufigkeiten von Responses auf Schlafentzug, im oberen Teil für das auf Fremdrating, im unteren für das auf Selbstrating beruhende Response-Kriterium. Die fremdbeurteilten Responses lassen dabei eine etwas schiefe Verteilung erkennen, in der ein ausgeprägt gutes Ansprechen tendenziell stärker repräsentiert ist als zu erwarten; allerdings ergibt die statistische Überprüfung noch keine auf dem 5%-Niveau signifikante Abweichung von der Normalverteilung (Kolmogorov-Smirnov-Test: Z = 0.6, n.s.). Die kumulierten selbstbeurteilten Responses dagegen zeigen eine deutlichere Abweichung von der Normalverteilung (Z=1.3, p=0.08).

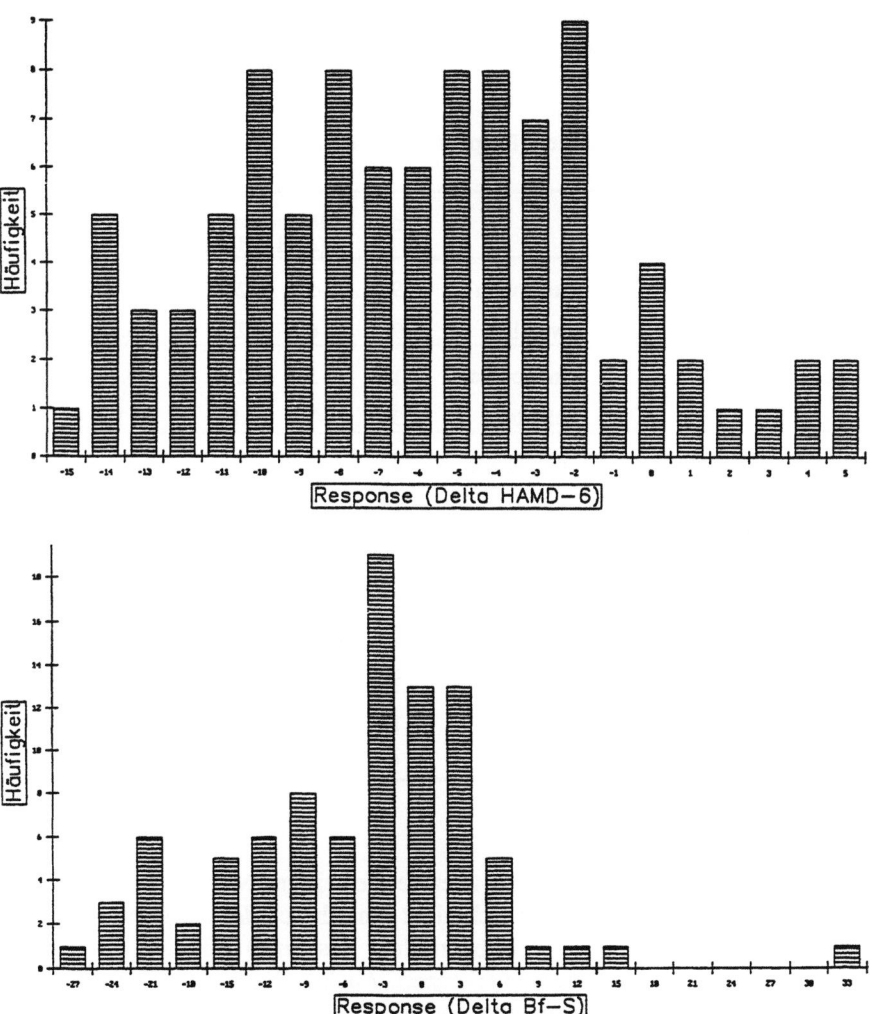

Abb.2. Häufigkeitsverteilungen fremd- und selbstbeurteilter Schlafentzugseffekte

Beziehungen zwischen verschiedenen Response-Maßen. Fremd- und selbstbeurteilte Response (Δ HAMD-6 und Δ Bf-S) korrelieren zwar durchgehend positiv miteinander; das Ausmaß des Zusammenhanges variiert jedoch von Schlafentzug zu Schlafentzug. Die mittlere fremdbeurteilte Response korreliert mit der mittleren selbstbeurteilten Response mit $r = 0.44$ (einseitige Prüfung, $p < 0.05$).

Prädiktoren für Response

Allgemeine klinische Variablen
zwischen den gemittelten Response-Maßen und dem Lebensalter ließ sich keine signifikante Korrelation erkennen (für mittleres Δ HAMD-6: $r = 0.21$, für mittleres Δ Bf-S: $r = 0.09$). In Tabelle 6 sind die Zusammenhänge mit verschiedenen dichotomen Variablen dargestellt; sowohl die Zeitdauer seit Ersterkrankung als auch die Dauer der aktuellen Krankheitsphase wurden dabei wegen

Tabelle 6. Beziehungen zwischen Response-Maßen und demographischen/klinischen Variablen ($\bar{x} \pm s$)

		n	Response (Δ HAMD-6)	Response (Δ Bf-S)
Geschlecht	männlich	9	-5.1 ± 2.1	-3.5 ± 4.8
	weiblich	9	-6.5 ± 2.4	-6.1 ± 6.1
Diagnose	monopolar	15	-5.5 ± 2.4	-3.8 ± 5.2
	bipolar	3	-7.4 ± .8	-11.2 ± .7°
Bisheriger Verlauf	einphasig	5	-4.9 ± 2.9	-1.2 ± 3.2
	mehrphasig	13	-6.2 ± 2.0	-6.2 ± 5.6°
Erkrankungsdauer (seit Ersterkrankung)	> 6.25 a	9	-6.2 ± 2.4	-5.6 ± 5.6
	< 6.25 a	9	-5.5 ± 2.2	-3.7 ± 5.5
Erkrankungsdauer (aktuelle Phase)	> 0.4 a	9	-5.3 ± 2.7	-5.1 ± 6.4
	< 0.4 a	9	-6.3 ± 1.8	-4.2 ± 4.6
Antidepressive Medikation vor Studienbeginn	ja	13	-6.2 ± 2.3	-5.2 ± 5.8
	nein	5	-4.8 ± 2.0	-3.6 ± 4.9

° $p < 0.10$

der außerordentlich breiten Streuung über den jeweiligen Median dichotomisiert. Frauen und Männer unterscheiden sich nicht hinsichtlich der mittleren Response. Tendenziell (vor allem in der selbstbeurteilten Response) läßt sich ein besseres Ansprechen der bipolaren Patienten erkennen. Auch mehrphasiger Verlauf spricht eher für eine größere (selbstbeurteilte) Response. Ohne Relevanz scheint dagegen eine antidepressive Vormedikation vor Projektbeginn zu sein, ebenso wie die Zeit seit Ersterkrankung und die Dauer der aktuellen Phase.

Ausgangs-Psychopathometrie
In Tabelle 7 sind die Korrelationen zwischen verschiedenen psychopathometrischen Variablen und den beiden Response-Maßen wiedergegeben, und zwar sowohl für jeden einzelnen Schlafentzug als auch für die über alle Schlafentzüge gemittelte Response. Es läßt sich erkennen, daß der Depressions-Score am jeweiligen Vortag

Tabelle 7. Korrelationen zwischen psychopathometrischen Variablen und Response-Maßen

	TSE A	TSE B	TSE C	TSE D	TSE E	TSE F	Mittl. Resp.
n	18	18	18	16	14	12	18
Korrelationen mit fremdbeurteilter Response (Δ HAMD-6)							
HAMD-6 vor TSE	-.41	-.43	-.47	-.62*	-.66**	-.53	-.43
Bf-S vor TSE	-.13	-.13	-.11	-.38	.01	-.41	-.07
TD vor TSE	.27	.27	-.09	.39	-.13	.62*	.18
TD nach TSE	.03	-.15	-.22	-.56*	-.14	.15	-.05
Korrelationen mit selbstbeurteilter Response (Δ Bf-S)							
HAMD-6 vor TSE	-.04	-.13	-.11	-.07	-.14	-.37	-.04
Bf-S vor TSE	-.32	-.27	-.26	-.40	-.59*	-.52	-.20
TD vor TSE	.53*	.45	.60*	.72**	.35	.96***	.69**
TD nach TSE	.14	-.20	-.21	-.39	-.51	-.04	.25

TD: Tagesdifferenz
*** $p < 0.001$; ** $p < 0.01$; * $p < 0.05$

in der Regel negativ mit der fremdbeurteilten Response korreliert (je depressiver zuvor, desto bessere Response), allerdings sind die Koeffizienten nicht durchgehend signifikant. Für die selbstbeurteilte Response ist kein entsprechender Zusammenhang zu beobachten. Die Ausgangswerte in der Befindlichkeitsskala zeigen tendenziell (und in einem Falle auch signifikant) negative Korrelationen mit selbstbeurteilter Response, dagegen keine klaren Zusammenhänge mit fremdbeurteilter Response.

Über die in der Tabelle dargestellten Variablen hinaus wurden noch Korrelationen zwischen den mittleren Response-Maßen und dem HAMD-21-Score bei Aufnahme sowie dem Summenscore der drei auf Schlafstörungen bezogenen Items im HAMD-21 berechnet; in keinem Falle ergaben sich signifikante Zusammenhänge (für HAMD-21-Score: r=-0.08 mit Δ HAMD-6, r=0.06 mit Δ Bf-S; für Schlafstörungs-Items: r=0.11 mit Δ HAMD-6, r=0.02 mit Δ Bf-S).

Tagesdifferenz der Befindlichkeit
Die Tagesdifferenz der Befindlichkeit am Tage vor Schlafentzug korreliert (fast) ausnahmslos positiv mit dem Schlafentzugs-Effekt, und zwar besonders deutlich und durchgehend signifikant für die selbstbeurteilte Response. Die Tagesschwankung nach Schlafentzug zeigt stark wechselnde Korrelationen mit den Response-Maßen, im Mittel ergibt sich jedoch keinerlei Zusammenhang (Tabelle 7).

In einer gesonderten Analyse untersuchten wir die Tagesdifferenzen der Befindlichkeit ohne Beschränkung auf die den Schlafentzügen unmittelbar vorausgehenden oder nachfolgenden Tage. Wie schon im Methodik-Abschnitt näher beschrieben, wurden hierbei die meisten Projekttage einbezogen, unter Ausklammerung der den Schlafentzügen jeweils folgenden Tage. Abb.3 zeigt die kumulierte Häufigkeitsverteilung aller so ermittelten Tagesdifferenzen; sie zeigt eine signifikante Abweichung von der Normalverteilung (Kolmogorov-Smirnov Goodness of Fit-Test: Z = 1.5, p = 0.02), da die Tagesdifferenzen um Null zu häufig vertreten sind. Bei der Berechnung der positiven und negativen Tageschwankungen

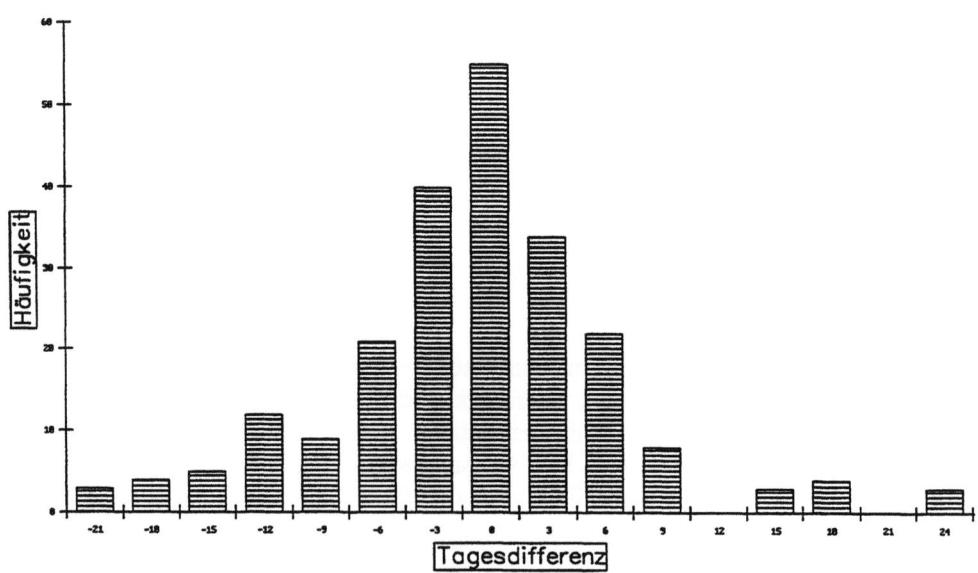

Abb.3. Häufigkeitsverteilung von Tagesdifferenzen der Befindlichkeit

(Definition siehe Methodikteil) zeigten sich, wie auch bei den Responses auf Schlafentzug, erhebliche interindividuelle Unterschiede; die Rate an Tagesschwankungen bewegte sich zwischen Null und 63% der einbezogenen Tage. Negative Tagesschwankungen traten erheblich seltener auf als positive. Zwischen der Rate negativer und positiver Tagesschwankungen ergab sich eine Rangkorrelation von r = .40 (p = 0.057).

Die über alle einbezogenen Tage gemittelte Tagesschwankung der Befindlichkeit korrelierte mit der mittleren Morgendifferenz in der Bf-S-Skala mit 0.40 (p = 0.055); es zeigte sich allerdings keine Korrelation mit der fremdbeurteilten Schlafentzugs-Response (r = -0.16). Ein anderes Bild ergibt sich, wenn man nicht die mittlere Tagesschwankung mit der mittleren Schlafentzugs-Response, sondern die Tagesschwankungs-Rate mit der Response-Rate in Beziehung setzt: es ergibt sich eine Rangkorrelation von 0.63 (p = 0.003) mit der auf Fremdbeurteilung basierenden Response-Rate und von 0.79 (p = 0.000) mit der Rate selbstbeurteilter Responses (Abb.4).

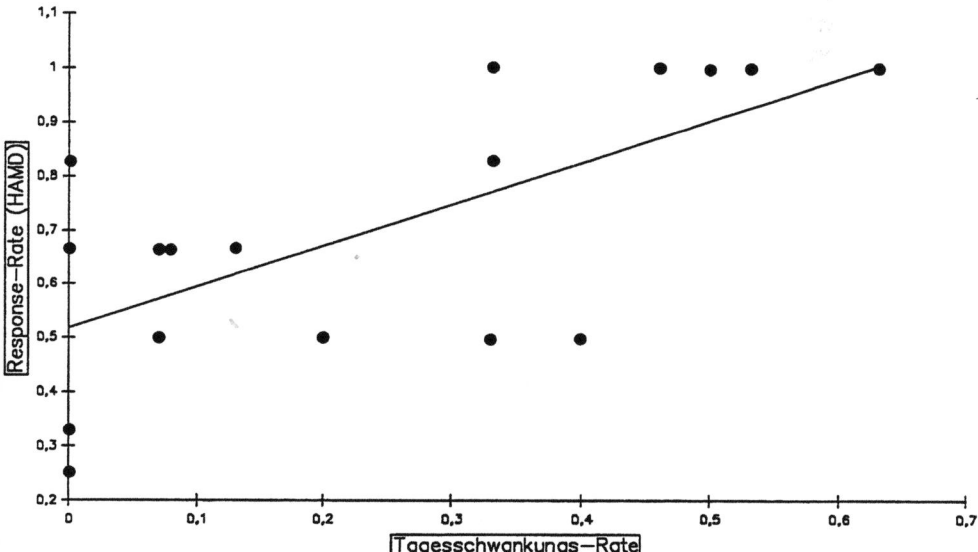

Abb.4. Tagesschwankungs-Rate und fremdbeurteilte Response-Rate

Ähnliche Zusammenhänge ergeben sich, wenn man nur positive Tagesschwankungen miteinbezieht, oder wenn man außer der Response-Rate auch negative Schlafentzugs-Responses berücksichtigt.

Patienten, die im Baseline-HAMD-21 angaben, positive Tagesschwankungen zu haben (n=13), zeigten im Unterschied zu Patienten ohne Angabe von Tagesschwankungen (n=4) lediglich tendenziell eine höhere mittlere Response (für Δ HAMD-6: -6.0 ± 2.3 vs. -5.0 ± 2.6; für Δ Bf-S: -5.2 ± 5.8 vs. -1.5 ± 2.3).

Psychologische Variablen
Tabelle 8 beschreibt die im Rahmen der psychologischen Interviews erhobenen Variablen und ihre Beziehungen mit dem fremdbeurteilten Schlafentzugs-Effekt, und zwar sowohl mit der

Tabelle 8. Beziehungen zwischen psychologischen Variablen und Response auf TSE A sowie mittlerer Gesamt-Response (fremdbeurteilt, Δ HAMD-6)

		n	Response auf TSE A ($\bar{x} \pm s$)	Mittlere Resp. auf alle TSE ($\bar{x} \pm s$)
Subjektive Krankheitstheorie	rein psychisch somatisch oder kombiniert	6 11	-10.7 ± 2.1 -7.7 ± 4.2°	-7.3 ± 1.1 -5.2 ± 2.4*
Beziehung zwischen Schlafstörung (S) und Depression (D)	S Folge von D S Ursache von D, wechsels. Beeinflussung	10 7	-7.9 ± 3.9 -10.0 ± 3.5	-6.0 ± 2.3 -6.0 ± 2.4
Vorinformation über therap. SE	ja nein	9 8	-10.2 ± 3.9 -7.1 ± 3.1°	-6.5 ± 2.3 -5.5 ± 2.3
Vorerfahrung mit therap. SE	ja nein	2 15	-8.5 ± 7.8 -8.8 ± 3.5	-6.5 ± 4.7 -5.9 ± 2.0
Erwartete relat. Effekt aller SE	Rang 1+2 Rang 3+4	5 9	-9.8 ± 4.8 -7.3 ± 3.3	-5.8 ± 2.6 -5.6 ± 2.3
Erwarter positiver Effekt vor 1. SE	ja nein	3 15	-5.3 ± 2.1 -8.6 ± 5.0°	-4.0 ± 0.9 -6.2 ± 2.3*
Motivation vor erstem SE	extrinsisch intrinsisch	16 2	-8.1 ± 5.0 -8.0 ± 2.8	-6.0 ± 2.4 -4.8 ± 1.3
Retrospektiver relat.Effekt aller SE	Rang 1+2 Rang 3+4	8 7	-6.2 ± 2.5 -5.5 ± 2.4	-7.1 ± 3.1 -10.2 ± 3.9°

Erläuterungen zu den psychologischen Variablen s.S.40f.
* $p < 0.05$; ° $p < 0.10$

Response auf den ersten Schlafentzug als auch mit der über alle Schlafentzüge gemittelten Response. Patienten mit einer strikt "psychischen" Krankheitstheorie sprechen sowohl auf den ersten als auch im Mittel auf alle Schlafentzüge besser an als die anderen Patienten. Die Annahmen über die Relation zwischen Schlafstörung und Depression dagegen scheinen nicht mit dem Ansprechen zusammenzuhängen. Tendenziell sprechen Patienten, die bereits vorinformiert sind über den therapeutischen Schlafentzug, beim ersten Mal besser an als solche Patienten, die im Rahmen des Erstinterviews erstmals über diese Therapiemethode erfuhren; doch zeigt sich dieser Unterschied nicht in der mittleren Response. Eigene Vorerfahrung scheint keine Rolle zu spielen, aber die Zahl der Patienten, die bereits zuvor therapeutische Schlafentzüge absolviert hatten, ist mit n = 2 sehr niedrig.

Der Stellenwert (Rangplatz), der den therapeutischen Schlafentzügen vor Behandlungsbeginn beigemessen wird, scheint ebenfalls nicht das Ansprechen zu beeinflussen. Es ist bemerkenswert, daß der Schlafentzug nach Abschluß der Behandlung wesentlich günstiger eingestuft wird (letztes Item in der Tabelle); hier zeigt sich auch in der Tendenz eine bessere retrospektive Einstufung bei den Patienten mit höherer mittlerer Response.

Die Erwartung hinsichtlich der Wirkung unmittelbar vor dem ersten Schlafentzug zeigt eher einen inversen Zusammenhang mit dem Ansprechen: diejenigen Patienten, die eindeutig eine günstige Wirkung erwarten, zeigen sowohl beim ersten Schlafentzug (tendenziell) als auch im Mittel für alle Schlafentzüge (signifikant) ein schlechteres Ansprechen als jene, die vor dem ersten Schlafentzug keine günstige Wirkung erwarten oder unentschieden sind. Demgegenüber scheint die Art der Motivation keine Rolle zu spielen.

Tabelle 9. Psychologische Variablen und Response auf TSE B

		n	Δ HAMD-6 (TSE B)
Hat TSE A geholfen?	ja	12	-7.8 $\pm$ 3.5
	nein/unentschieden	6	-4.5 $\pm$ 5.5
Wird TSE B helfen?	ja	10	-5.9 $\pm$ 4.2
	nein/unentschieden	8	-7.6 $\pm$ 4.7
Motivation vor TSE B	extrinsisch	10	-7.7 $\pm$ 3.9
	intrinsisch	8	-5.4 $\pm$ 4.8

Alle Vergleiche n.s.

In Tabelle 9 sind die Beziehungen zwischen den nach TSE A erhobenen Variablen und dem Ansprechen auf TSE B dargestellt. Weder die subjektive Einschätzung der Wirkung von TSE A, die Erwartung hinsichtlich der Wirkung von TSE B noch die Motivationslage scheinen das Ergebnis von TSE B wesentlich zu beeinflussen.

Polysomnographische Variablen
In den Nächten vor den Schlafentzügen A, C und E wurde jeweils eine Schlafableitung durchgeführt; Tabelle 10 zeigt die wichtigsten Schlafvariablen im Verlauf. Es gibt Hinweise auf eine deutliche Verbesserung der Schlafqualität im Verlauf der Studie: Schlafdauer und Schlafeffizienz nehmen signifikant zu, die Einschlaflatenz wird signifikant kürzer. Dem steht allerdings eine Abnahme des

Tabelle 10. Polysomnographische Variablen: Verlauf

	vor TSE A	vor TSE C	vor TSE E	MANOVA: Haupteffekt Zeitpunkt
n	17	16	10	10
Schlafdauer (min)	382.4 ± 49.0	420.6 ± 35.9	425.8 ± 37.6	$F(2) = 5.47$, $p = 0.03$
Schlafeffizienz (%)	79.9 ± 10.0	89.0 ± 6.3	89.2 ± 7.7	$F(2) = 7.27$, $p = 0.02$
Einschlaflatenz (min)	33.1 ± 13.4	23.2 ± 13.9	16.6 ± 9.8	$F(2) = 6.40$, $p = 0.02$
Stadium 2 (%)	63.6 ± 11.0	64.3 ± 10.1	66.1 ± 13.2	$F(2) = 0.38$, ns
Tiefschlaf (%)	10.1 ± 11.3	7.7 ± 10.3	8.0 ± 13.7	$F(2) = 4.66$, $p = 0.04$
REM-Schlaf (%)	9.5 ± 4.7	15.4 ± 5.5	13.5 ± 3.5	$F(2) = 5.35$, $p = 0.03$
REM-Latenz (min)	157.6 ± 89.9	112.0 ± 73.5	120.2 ± 60.4	$F(2) = 1.31$, ns
1.REM-Phase: Dauer (min)	20.3 ± 10.2	24.8 ± 24.4	23.2 ± 14.4	$F(2) = 0.50$, ns
1.REM-Phase: Dichte	49.3 ± 17.9	46.0 ± 23.5	48.7 ± 22.5	$F(2) = 0.34$, ns

Tabelle 11. Korrelationen zwischen polysomnographischen Variablen und Response (Δ HAMD-6)

	TSE A	TSE C	TSE E	Mittel
n	17	16	10	17
Schlafdauer (min)	.14	.38	-.61	-.03
Schlafeffizienz (%)	.11	.44	-.56	-.04
Einschlaflatenz (min)	.17	.00	.82**	.08
Stadium 2 (%)	.19	-.45	.17	-.07
Tiefschlaf (%)	-.34	.22	-.40	-.24
REM-Schlaf (%)	.06	.33	.15	-.04
REM-Latenz (min)	-.15	-.84***	.21	-.47°
1.REM-Phase: Dauer (min)	-.24	.16	.31	-.07
1.REM-Phase: Dichte	.05	-.09	.00	-.03

*** $p < 0.001$; ** $p < 0.01$; ° $p < 0.10$

Tiefschlafanteils gegenüber. Der REM-Schlaf-Anteil zeigt eine deutliche Zunahme. Es fällt auf, daß sich all diese Änderungen bereits zwischen den Projektphasen A und C vollziehen, während zwischen Phase C und Phase E sich die Schlafvariablen kaum verändern. Hinsichtlich der übrigen Schlafvariablen sind keine zeitlichen Tendenzen zu erkennen; die Abnahme der REM-Latenz ist nicht signifikant.

Tabelle 11 zeigt die Korrelationen der Schlafvariablen mit dem Response-Maß Δ HAMD-6. Auffallend sind die erheblichen Schwankungen der Korrelationen im Projektverlauf. Für die Einschlaflatenz beispielsweise schwanken die Korrelationen zwischen 0.00 (vor TSE C) bis 0.82 (vor TSE E, $p < 0.001$). Für die REM-Latenz ergibt sich vor TSE E eine positive Korrelation von 0.21, vor TSE C dagegen eine hochsignifikante negative Korrelation von - 0.84 ($p < 0.001$). Es ist fraglich, inwieweit man angesichts derart variierender Einzelzusammenhänge den in der letzten Spalte angegebenen Korrelationen zwischen den gemittelten Schlafvariablen und dem mittleren Response-Maß eine Bedeutung beimessen kann; lediglich für die REM-Latenz ergibt sich hier ein tendenziell negativer Zusammenhang.

Für die hier nicht dargestellten Zusammenhänge mit dem auf Selbstbeurteilung beruhenden Response-Maß (Δ Bf-S) ergeben sich ähnliche Befunde.

56   2 Eigene Untersuchungen

2.2 "Nap"-Studien

In den hier dargestellten Studien wurde die Wirkung eines Kurzschlafes ("naps") am Tage nach therapeutischem Schlafentzug auf Symptomatik und Befindlichkeit depressiver Patienten untersucht. Besonderes Interesse galt dabei denjenigen Wirkungen, die ein "nap" nach erfolgreichem Schlafentzug hat, sowie den Bedingungen, unter denen dabei Rückfälle provoziert werden können.
Tabelle 12 gibt einen Überblick über die "nap"-Studien. Im Folgenden werden zunächst die allen Studien gemeinsamen Charakteristika der Methodik geschildert. Es folgt dann eine Darstellung der einzelnen Studien mit der jeweils spezifischen Methodik und den wesentlichsten Ergebnissen. Daran schließt sich eine gemeinsame Analyse aller "nap"-Studien an.

2.2.1 Gemeinsame methodische Charakteristika

Patienten. Alle Studien wurden an Patienten durchgeführt, die wegen einer Major Depression (nach DSM-III-R) stationär behandelt wurden. Weiteres Einschlußkriterium war ein Punktwert in der Hamilton-Depressions-Skala (21-Item-Version, HAMD-21) von mindestens 18 zum Aufnahmezeitpunkt. Nicht einbezogen wurden Patienten, bei denen zusätzlich hirnorganische Erkrankungen, Medikamenten- oder Alkoholabhängigkeit, produktiv-psychotische Symptomatik oder akute Suizidalität vorlagen.
Von den 26 Patienten, die an Studie 3 teilnahmen (Pat. 01-26 in Tab.14), wurden 21 (Pat. 01-21) in zeitlichem Abstand von einer Woche zusätzlich im Rahmen der Studie 4 untersucht. 9 Patienten (Pat. 27-35) nahmen ausschließlich an Studie 4 teil. Die Gesamtzahl der Patienten (letzte Spalte der Tabelle 12) entspricht aus diesem Grunde nicht der Summe der Patienten in allen Einzelstudien.

Projektablauf. Zum Zeitpunkt des Projektbeginns waren alle Patienten mindestens seit 7 Tagen frei von psychotroper Medikation. Danach wurden sie für zwei Nächte im Schlaflabor untersucht, wobei die erste Nacht der Adaptation diente; in der zweiten Nacht erfolgte eine polysomnographische Aufzeichnung.
In der darauffolgenden Nacht erfolgte ein totaler Schlafentzug unter Bedingungen, wie sie oben bereits im Rahmen der Methodik von Studie 1 geschildert wurden. Am Tage darauf wurden die Patienten zu unterschiedlichen Zeiten aufgefordert, sich zu einem Kurzschlaf ins Schlaflabor zu begeben, wo erneut eine polysomno2-graphische Aufzeichnung durchgeführt wurde.

Psychopathometrie: Meßinstrumente. Während des Projektes wurden psychopathometrische Variablen sowohl mittels Fremdrating durch einen erfahrenen

Tabelle 12. Überblick über die "nap"-Studien

	Studie 2	Studie 2a	Studie 3	Studie 4	Studie 4a	Gesamt
n (männlich/weiblich)	12 (4/8)	3 (0/3)	26 (8/18)	30 (10/20)	13 (2/11)	63 (16/47)[a]
Alter ($\bar{x} \pm s$)	40.7 ± 14.2	50.0 ± 6.1	48.5 ± 13.1	48.7 ± 11.5	48.5 ± 7.5	46.7 ± 12.2
Diagnosen (ICD-9)	296.1: n=5 296.3: n=3 300.4: n=4	296.1: n=3	296.1: n=22 296.3: n=4	296.1: n=26 296.3: n=3 300.4: n=1	296.1: n=8 296.3: n=2 300.4: n=3	296.1: n=46 296.3: n=9 300.4: n=8
Diagnosen (DSM-III-R)	296.23: n=6 296.33: n=3 296.53: n=3	296.23: n=1 296.33: n=2	296.23: n=9 296.33: n=13 296.53: n=4	296.23: n=10 296.33: n=17 296.53: n=3	296.23: n=2 296.33: n=9 296.53: n=2	296.23: n=22 296.33: n=32 296.53: n=9
HAMD-21 (Baseline)	26.5 ± 6.8	28.3 ± 4.0	27.8 ± 4.9	26.9 ± 5.3	26.0 ± 5.4	27.1 ± 5.5
Erkr.-Dauer (gesamt) (a, $\bar{x} \pm s$)	4.0 ± 4.3	4.1 ± 2.8	7.7 ± 9.5	7.4 ± 8.6	14.8 ± 12.7	8.3 ± 9.8
Erkr.-Dauer (aktuell) (a, $\bar{x} \pm s$)	0.6 ± 0.6	0.8 ± 0.9	0.7 ± 0.6	0.8 ± 0.8	0.9 ± 1.4	0.8 ± 0.9
Schlafentzüge (n)	23	6	26	30	13	98
Responses (n)	12	3	16	20	8	59
Uhrzeit und Zahl der "naps"	13 Uhr: n=22	9 Uhr: n=6	9 Uhr: n=24	9 Uhr: n=13 15 Uhr: n=15	5 Uhr: n=13	5 Uhr: n=13 9 Uhr: n=43 13 Uhr: n=22 15 Uhr: n=15

[a] 21 Patienten nahmen sowohl an Studie 3 als auch an Studie 4 teil; die Gesamtzahl entspricht somit nicht der Summe der Patienten in allen Einzelstudien

Psychiater als auch durch Selbstrating erfaßt. Dabei wurden in allen Studien folgende Skalen verwendet:

- HAMD-21 (Hamilton Depression Rating Scale, 21-Items-Version, Hamilton 1967): als Instrument zur Erhebung der Baseline-Psychopathologie zum Zeitpunkt des Projektbeginns (Fremdrating);
- HAMD-6 (Hamilton Depression Rating Scale, 6-Items-Version, Bech et al. 1975): Diese Skala stellt eine Teilmenge der Items aus HAMD-21 dar und umfaßt die Items "Depressive Stimmung", "Schuldgefühle", "Arbeit und Interessen", "Psychomotorische Hemmung", "Angst (psychisch)" und "Körperliche Symptome" (Maximalscore: 22 Punkte); mit dieser Skala wurden kurzfristige Veränderungen der depressiven Symptomatik im Zusammenhang mit Schlafentzug und "naps" durch Fremdrating erfaßt.
- Bf-S (Befindlichkeitsskala, v. Zerssen u. Koeller 1976): zur Erfassung der selbstbeurteilten Befindlichkeit zu unterschiedlichen Zeitpunkten im Projektablauf (Maximalscore: 56).

Psychopathometrie: Variablendefinitionen

- Response: Für die "nap-"Studien wurde in der Regel ein dichotomes, auf Fremdrating beruhendes "Response"-Kriterium gewählt. "Response" wurde definiert als eine Verbesserung um mindestens 30% im Score der HAMD-6. Speziell für die metaanalytische Auswertung wurde zusätzlich als kontinuierliches "Response"-Kriterium die Differenz zwischen den HAMD-6-Ratings nach vs. vor dem Schlafentzug gewählt; günstiges Ansprechen ist dabei durch ein negatives Vorzeichen gekennzeichnet.
- Tagesdifferenz der Befindlichkeit: Als Tagesdifferenz der Befindlichkeit gilt die Differenz zwischen den Abend- und Morgen-Ratings in der Bf-S; eine sogenannte "positive" Tagesdifferenz (Verbesserung am Abend) ist durch negative Vorzeichen gekennzeichnet.
- Tagesschwankung der Befindlichkeit: Als Tagesschwankung der Befindlichkeit wird eine Tagesdifferenz bezeichnet, deren Ausmaß 30%, bezogen auf die Morgenmessung, überschreitet. Eine Befindlichkeitsverbesserung am Abend wird als "positive Tagesschwankung" bezeichnet (mit negativem Vorzeichen), eine Verschlechterung am Abend als "negative Tagesschwankung" (mit positivem Vorzeichen).

Polysomnographie. Von den beiden initialen Nachtableitungen diente die erste ausschließlich der Adaptation an die Umgebungsbedingungen des Schlaflabors. Die Polysomnogramme wurden entsprechend der auf den Seite 41 dargestellten Methodik (Studie 1) aufgezeichnet und ausgewertet.

Statistische Auswertungen. Gruppenunterschiede wurden mittels Student's T-Test überprüft; zur Berechnung von Zusammenhängen wurden Pearson'sche Korrelationskoeffizienten berechnet. Im Rahmen der gemeinsamen Analyse aller "nap"-Studien wurden auch multivariate Varianzanalysen durchgeführt (Prozedur

MANOVA, Programmpaket SPSS/PC+ Version 4.0). Die dabei berechneten Haupteffekte und Wechselwirkungen sind den jeweiligen Ergebnisdarstellungen zu entnehmen. Angegeben werden jeweils F-Werte und Freiheitsgrade; nur im Falle signifikanter Ergebnisse wird zusätzlich die Irrtumswahrscheinlichkeit (p) angegeben. Die meisten Signifikanztests beruhen auf zweiseitiger Fragestellung; Ausnahmen davon sind jeweils bei den Ergebnissen vermerkt. Das Signifikanzniveau wurde auf 5% festgesetzt, jedoch werden auch Ergebnisse bis zum 10%-Niveau in den Tabellen gekennzeichnet.

2.2.2 Studie 2: "REM-naps" und "NonREM-naps" um 13 Uhr

Fragestellung. Ausgehend von der Hypothese, daß das Auftreten von REM-Schlaf als Indikator für den Tonus des cholinergen Systems mit Stimmungsverschlechterungen durch Kurzschlaf einhergehen könne, sollten in dieser Studie die Wirkungen von "naps" mit REM-Schlaf mit denen ohne REM-Schlaf verglichen werden.

Tabelle 13. Stichproben der Studien 2 und 2a

NR	GE	AL	ICD	DSM	HAM	EDE	EDA	DP	MP
01	w	37	296.1	296.23	30	1	1	1	-
02	m	28	300.4	296.23	31	2	2	1	-
03	m	32	300.4	296.33	24	8	1	2	-
04	w	51	296.1	296.23	33	1.1	1.1	1	-
05	w	51	300.4	296.23	19	0.7	0.7	1	-
06	w	42	296.1	296.33	24	2	0.1	2	-
07	w	27	296.1	296.23	24	0.1	0.1	1	-
08	w	18	300.4	296.23	18	1	1	1	-
09	m	26	296.3	296.53	28	2	0.1	4	2
10	w	63	296.1	296.33	34	12	0.2	2	-
11	m	50	296.3	296.53	38	7	0.1	12	5
12	w	57	296.3	296.53	31	11	0.2	4	1
13	w	43	296.1	296.33	33	4	0.7	3	-
14	w	53	296.1	296.23	26	1.4	1.4	1	-
15	w	54	296.1	296.33	26	7	0.2	2	-

NR: Patientennummer; *GE:* Geschlecht; *AL:* Alter (Jahre); *ICD:* Diagnose nach ICD-9; *DSM:* Diagnose nach DSM-III-R; *HAM:* HAMD-21-Score (Baseline); *EDE:* Erkrankungsdauer seit Ersterkrankung (Jahre); *EDA:* Erkrankungsdauer seit Beginn der aktuellen Phase (Jahre); *DP:* Anzahl bisheriger depressiver Phasen; *MP:* Anzahl bisheriger manischer Phasen
Pat.01-12: Studie 2; Pat.13-15: Studie 2a

Methodik. In die Studie wurde die in Tabelle 12 beschriebene Stichprobe einbezogen; weitere Details über die Patienten finden sich in Tabelle 13. Der Kurzschlaf nach totalem Schlafentzug erfolgte um 13 Uhr. Das Projektdesign zielte ab auf einen intraindividuellen Vergleich von "REM-naps" mit "NonREM-naps" durch Wiederholung der Prozedur eine Woche später. Beim ersten Durchgang wurden die Patienten entweder der "REM-" oder "NonREM-Bedingung" zugeteilt. Ein "REM-nap" wurde durch Weckung unmittelbar nach Abschluß der 1. REM-Phase beendet; bei einem "NonREM-nap" erfolgte die Weckung, sobald das Kurvenbild der Polysomnographie auf den baldigen Eintritt einer REM-Phase hindeutete (z.B. starker Rückgang des Muskeltonus mit beginnenden EEG-Veränderungen). Patienten, die spontan aufwachten, ohne REM-Schlaf entwickelt zu haben, wurden der letzteren Gruppe zugeteilt, auch wenn für sie ursprünglich ein "REM-nap" vorgesehen gewesen war. Bei der Wiederholung der Prozedur eine Woche später wurde versucht, bei den Patienten mit einem initialen "REM-nap" einen "NonREM-nap" und umgekehrt herbeizuführen. Bei zwei Patienten erfolgte, wiederum eine Woche später, ein dritter Projektdurchgang mit spontanem Ausschlafen ohne Weckungen.

Fremdratings der depressiven Symptomatik erfolgten mittels HAMD-6 um 12 Uhr am Tage vor Schlafentzug, um 12 Uhr am Tage danach sowie nach dem Kurzschlaf, etwa 30 Minuten nach dem Aufwachen. Selbstratings erfolgten mittels Bf-S an beiden Tagen morgens um 8 Uhr und abends um 22 Uhr, am Morgen nach der Erholungsnacht um 8 Uhr sowie vor und nach dem Kurzschlaf. Als schlafinduzierter Rückfall in die Depression wurde eine Verschlechterung um mindestens 2 Punkte in der HAMD-6 gewertet.

Ergebnisse. Bei den 12 Patienten wurden insgesamt 23 Schlafentzüge mit anschließendem Tagschlaf durchgeführt. Beim ersten Projektdurchgang gab es bei 12 Schlafentzügen 7 "Responses". Am zweiten Projektdurchgang nahmen noch 9 der Patienten teil, in 4 Fällen kam es zum Ansprechen auf Schlafentzug. Eine Patientin konnte zum "nap"-Zeitpunkt nicht einschlafen. Am dritten Durchgang nahmen nur zwei Patienten teil, in einem Falle mit "Response" auf Schlafentzug. Nur 3 der 12 Patienten sprachen wiederholt auf die Schlafentzüge an, so daß der ursprünglich intendierte intraindividuelle Vergleich zwischen "REM-naps" und "NonREM-naps" nicht durchgeführt werden konnte. Die folgende Analyse beschränkt sich somit auf eine rein deskriptive Darstellung der Effekte auf die Befindlichkeit bei "Respondern" und "Nonrespondern". Da hierzu die Daten verschiedener Projektdurchgänge kumulativ dargestellt werden, verbietet sich auch eine statistische Analyse wegen der teilweisen Interdependenz der Daten.

Abb.5 zeigt die Verläufe der HAMD-6-Ratings für die 12 Fälle von "Response" auf Schlafentzug (links) sowie die 11 Fälle von "Nonresponse" (rechts). Während bei letzteren ein Tagschlaf meist keine nennenswerten Auswirkungen auf den Depressionsscore hatte, kam es bei der Hälfte der "Responder" zu einem Rückfall in die Depression mit Verschlechterungen um mehr als 2 Punkte. Es bestand eine hohe Korrelation ($r=0.88$) zwischen fremd- und selbstbeurteilten Stimmungsveränderungen. 5 der 6 "naps", die einen Rückfall bewirkten, enthielten REM-Schlaf, während in den 6 "naps", die nicht zum Rückfall führten, REM-Schlaf entweder fehlte oder nur sehr rudimentär vorhanden war (1,5 Minuten oder weniger). Allerdings unterschieden sich die "REM-naps" deutlich in ihrer mittleren Länge (119.7 ± 39.2 Minuten) von den "NonREM-naps" (61.8 ± 33.2 Minuten). Es gab keine erkennbaren Unterschiede hinsichtlich anderer Parameter des Tagschlafes oder der Baseline-Psychopathologie, ebensowenig Hinweise auf Einflüsse von Alter oder Geschlecht.

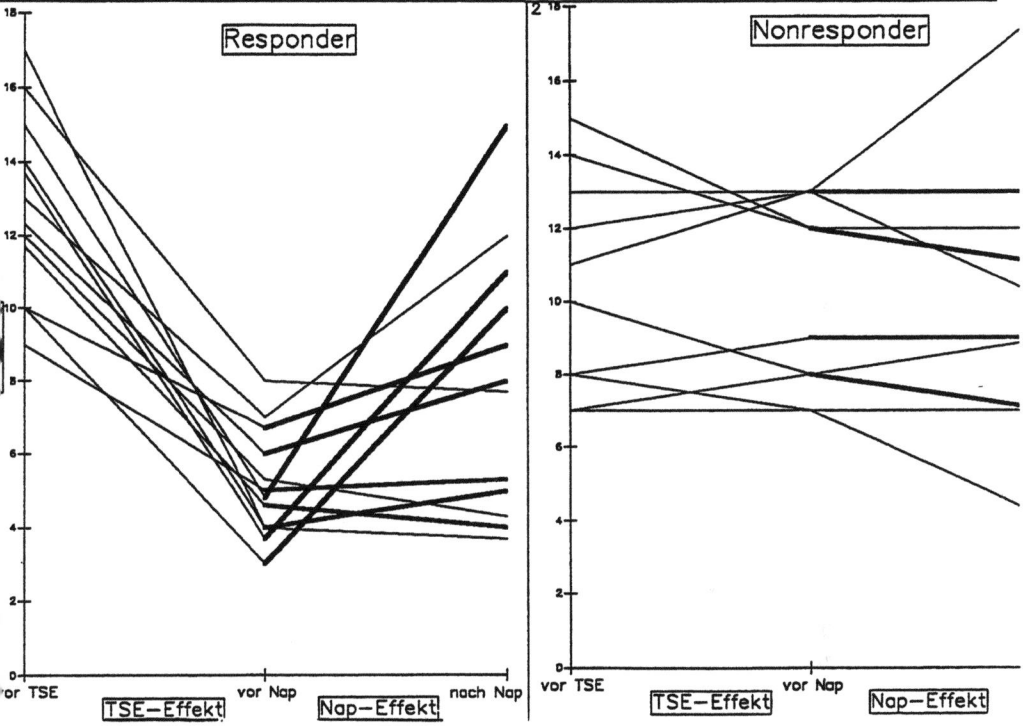

Abb.5. Studie 2: Verläufe der Depressions-Scores. "Naps" mit REM-Schlaf sind durch eine fette Linie gekennzeichnet

2.2.3 Studie 2a: Kurze und lange "naps" um 9 Uhr

Ziel dieser Studie war der Vergleich kürzerer (etwa 50 Minuten Schlafzeit) und längerer (etwa 100 Minuten) "naps" bezüglich der Wirkung auf die Befindlichkeit. Im ersten Projektdurchgang wurden die Patienten randomisiert entweder der "Kurz-" oder "Lang"-Bedingung zugeteilt; bei der Wiederholung eine Woche später wurden die Bedingungen getauscht. Aus organisatorischen Gründen mußte das Projekt nach Untersuchung von drei Patienten abgebrochen werden; aus diesem Grunde erfolgt hier keine Ergebnispräsentation. Die Daten gehen jedoch ein in die gemeinsame Analyse am Schluß dieses Kapitels.

2.2.4 Studie 3: "REM-naps" und "NonREM-naps" um 9 Uhr

Fragestellung. In Fortsetzung der Studie 2 sollte überprüft werden, inwieweit das Auftreten von REM-Schlaf im "nap" assoziiert ist mit Rezidiven der Depression. Als Zeitpunkt wurde wegen der zu erwartenden höheren "REM propensity" (Pugnetti et al. 1981, Kupfer et al. 1981) 9 Uhr statt 13 Uhr gewählt. Statt des in Studie 2 angestrebten intraindividuellen Vergleichs wurde ein Gruppenvergleich zwischen einer "REM-nap-Gruppe" und einer "NonREM-nap-Gruppe" durchgeführt.

Methodik. Die einbezogene Stichprobe ist in den Tabellen 12 und 14 näher charakterisiert. Der Kurzschlaf fand am Morgen nach totalem Schlafentzug um 9.00 Uhr statt. Die Ableitungen wurden in der Regel durch Weckungen beendet, und zwar unter folgenden Bedingungen:
- falls REM-Schlaf auftrat, wurde der Patient 2 Minuten nach Beendigung der ersten REM-Phase geweckt;
- falls kein REM-Schlaf auftrat und der Patient eine Schlafdauer erreichte, die der eines früher untersuchten Patienten mit "REM-nap" entsprach, wurde der Patient mit Erreichen der entsprechenden Schlafdauer geweckt. Die Aufzeichnung wurde abgebrochen, wenn nach spätestens 60 Minuten kein Schlaf aufgetreten war, oder wenn der Patient ohne vorheriges Auftreten von REM-Schlaf erwachte, ohne daß eine einem früheren "REM-nap" entsprechende Schlafdauer erreicht war und er nicht innerhalb von fünf Minuten wieder einschlief. Durch dieses "Zwillings"-Design sollten Paare von "REM"- und "NonREM-naps" gleicher Schlafdauer erzielt werden.

Fremdratings der Depressivität erfolgten mittels der HAMD-6 um 8.30 Uhr vor und nach dem Schlafentzug sowie etwa 30 Minuten nach Beendigung des Tagschlafs. Als schlafinduzierter Rückfall in die Depression wurde, analog der Studie 2, eine Verschlechterung um mindestens 2 Punkte in der HAMD-6 gewertet.

Ergebnisse. In 16 Fällen ergab sich eine Response auf Schlafentzug; zwei dieser Patienten konnten nach 60 Minuten Bettzeit nicht einschlafen, was zum Ausschluß aus der Untersuchung führte. REM- und Non-"nap"-REM-Gruppe bestanden jeweils aus 7 Patienten. Unter der REM-Bedingung zeigten 3 Patienten, unter der NonREM-Bedingung 4 Patienten ein Rezidiv der Depression. Bei den Nonrespondern ergaben sich keine ausgeprägten Effekte auf die Stimmung. Die Kurzschlafepisoden verschlechterten die Stimmung signifikant (T-Test, zweiseitige Fragestellung), und zwar sowohl für die Gesamtgruppe als auch für die Untergruppe der Responder.

Tabelle 15 zeigt die wichtigsten Schlafparameter im Vergleich zwischen "REM-" und "NonREM-naps", sowohl für die Gesamtgruppe als auch für die Untergruppe der Responder. Es wird deutlich, daß der Versuch einer strengen Parallelisierung der Schlafdauer nur unvollkommen gelungen war; für die Gesamtgruppe ergibt sich ein signifikanter Unterschied zugunsten der REM-Gruppe. Dieser erreichte

Tabelle 14. Stichproben der Studien 3 und 4

NR	GE	AL	ICD	DSM	HAM	EDE	EDA	DP	MP
01	w	50	296.1	296.23	35	1	1	1	-
02	w	65	296.1	296.33	32	3	0.2	3	-
03	m	55	296.1	296.33	25	2	0.4	2	-
04	m	52	296.3	296.53	28	1	0.2	2	1
05	w	43	296.1	296.33	22	16	0.7	4	-
06	m	57	296.1	296.23	23	0.3	0.3	1	-
07	w	61	296.1	296.33	28	10	0.2	4	-
08	w	49	296.1	296.33	21	34	0.3	3	-
09	m	57	296.1	296.23	33	1	1	1	-
10	m	67	296.1	296.33	24	10	1.7	2	-
11	m	42	296.1	296.23	28	1	1	1	-
12	w	56	296.1	296.23	30	2	2	1	-
13	m	53	296.3	296.53	18	16	0.8	6	7
14	w	60	296.1	296.33	33	4	0.1	3	-
15	w	27	296.1	296.33	31	5	0.3	2	-
16	w	57	296.1	296.23	29	0.8	0.8	1	-
17	m	30	296.1	296.33	26	9	0.7	5	-
18	w	44	296.1	296.33	28	16	0.3	4	-
19	w	51	296.1	296.33	33	11	0.3	4	-
20	w	41	296.1	296.33	30	2	0.7	2	-
21	w	30	296.3	296.53	22	7	1	3	1
22	w	32	296.1	296.23	29	0.3	0.3	1	-
23	w	65	296.1	296.33	39	35	0.1	2	-
24	w	24	296.1	296.23	29	0.2	0.2	1	-
25	w	65	296.1	296.23	24	2	2	1	-
26	w	30	296.3	296.53	22	10	0.4	4	1
27	w	64	296.1	296.33	31	28	0.2	22	-
28	w	46	296.1	296.33	27	1	0.3	2	-
29	w	44	296.1	296.33	24	1	0.2	3	-
30	m	25	296.1	296.23	18	4	4	1	-
31	w	56	296.1	296.23	36	0.3	0.3	1	-
32	w	53	296.1	296.33	24	21	0.2	3	-
33	w	38	300.4	296.23	18	2	2	1	-
34	m	55	296.1	296.23	33	7	2	2	-
35	w	33	296.1	296.33	18	6	0.1	7	-

Abkürzungen wie in Tab.13. Zuordnung der Pat.zu den Studien: siehe Text (S.56)

Tabelle 15. Studie 3: Schlafvariablen ($\bar{x} \pm s$)

	Gesamtgruppe (n = 24)		Responder (n = 14)	
	NonREM n = 9	REM n = 15	NonREM n = 7	REM n = 7
Schlafdauer (min)	31.0 ± 10.1	50.2 ± 32.6	34.1 ± 9.3	57.8 ± 39.7
Schlafeffizienz (%)	66.6 ± 13.0	71.7 ± 21.1	69.8 ± 12.7	72.8 ± 19.7
Einschlaflatenz (min)	8.4 ± 6.5	7.5 ± 6.6	8.0 ± 7.4	5.6 ± 3.9
Stadium Wach (min)	1.5 ± 2.7	5.2 ± 8.4	1.3 ± 2.8	8.2 ± 11.5
Stadium 1 (min)	1.3 ± 2.7	4.4 ± 4.9	1.5 ± 3.0	5.9 ± 5.4
Stadium 2 (min)	18.4 ± 8.1	26.6 ± 22.2	20.4 ± 8.1	27.6 ± 25.9
Tiefschlaf (min)	9.8 ± 13.1	6.8 ± 12.0	10.9 ± 14.7	12.0 ± 15.2
REM-Schlaf (min)	0.0 ± 0.0	8.8 ± 8.6	0.0 ± 0.0	4.8 ± 3.0
REM-Latenz (min)	-	41.4 ± 32.1	-	51.8 ± 39.1
REM-Dichte	-	25.8 ± 14.2	-	22.8 ± 17.6

ANOVA: *Responder vs. Nonresponder* (Gesamtgruppe): F(1)=3.6, p=0.07 für REM-Schlaf; alle übrigen Vergleiche n.s.; *"REM-naps" vs. "NonREM-naps"* (Gesamtgruppe): F(1)=4.0, p=0.06 für Stadium 1; F(1)=6.3, p=0.02 für REM-Schlaf; alle übrigen Ergebnisse n.s.

Tabelle 16. Studie 3: Korrelationen zwischen "nap"-Effekt und Schlafvariablen

	Gesamtgruppe (n = 24)	Responder (n = 14)
Schlafdauer	-0.06	-0.04
Schlafeffizienz	-0.05	-0.12
Einschlaflatenz	-0.10	-0.03
Anzahl Wachperioden	0.03	0.09
Stadium Wach (abs.)	0.18	0.18
Stadium 1 (abs.)	0.04	0.01
Stadium 2 (abs.)	-0.03	-0.15
Tiefschlaf (abs.)	0.03	0.07
REM-Schlaf (abs.)	-0.08	0.19
REM-Latenz	-0.04[a]	-0.08[b]
1.REM-Periode: Dauer	-0.25[a]	-0.07[b]
1.REM-Periode: Dichte	-0.40[a]	-0.42[b]

[a] n = 15; [b] n = 7. Alle Korrelationen n.s.

allerdings für die Untergruppe der Responder nicht das Signifikanzniveau. Tendenziell gehen die "REM-naps" mit einem höheren Anteil an Stadium 1 einher, daneben zeigen sich keine Unterschiede in der Schlafstruktur (abgesehen von dem trivialen Befund eines signifikant höheren REM-Schlaf-Anteils in den "REM-nap".

Tabelle 16 zeigt die Korrelationen zwischen der "nap"-induzierten Befindlichkeitsänderung (Delta HAMD-6) und den Schlafparametern. Weder für die Gesamtgruppe noch für die Untergruppe der Responder ergeben sich signifikante Zusammenhänge.

2.2.5 Studie 4: Morgen-"naps" und Nachmittags-"naps"

Fragestellung. In dieser Studie sollte überprüft werden, inwieweit die Tageszeit - neben den auch bisher schon untersuchten Schlafvariablen - einen Einfluß auf die Wirkung eines Tagschlafes hat.

Methodik. Die Stichprobe ist in Tabelle 12 und Tabelle 14 beschrieben. Die Patienten wurden randomisiert entweder der Morgen- oder Nachmittags-Bedingung zugewiesen; die Morgen-"naps" fanden um 9 Uhr, die Nachmittag-"naps" um 15 Uhr statt. Die Patienten wurden nicht geweckt; war ein Patient spontan erwacht, ohne nach spätestens 5 Minuten wieder einzuschlafen, war damit die Aufzeichnung beendet. In der Morgen-Gruppe konnten zwei Patienten nicht einschlafen; sie sind in den folgenden Analysen nicht berücksichtigt.

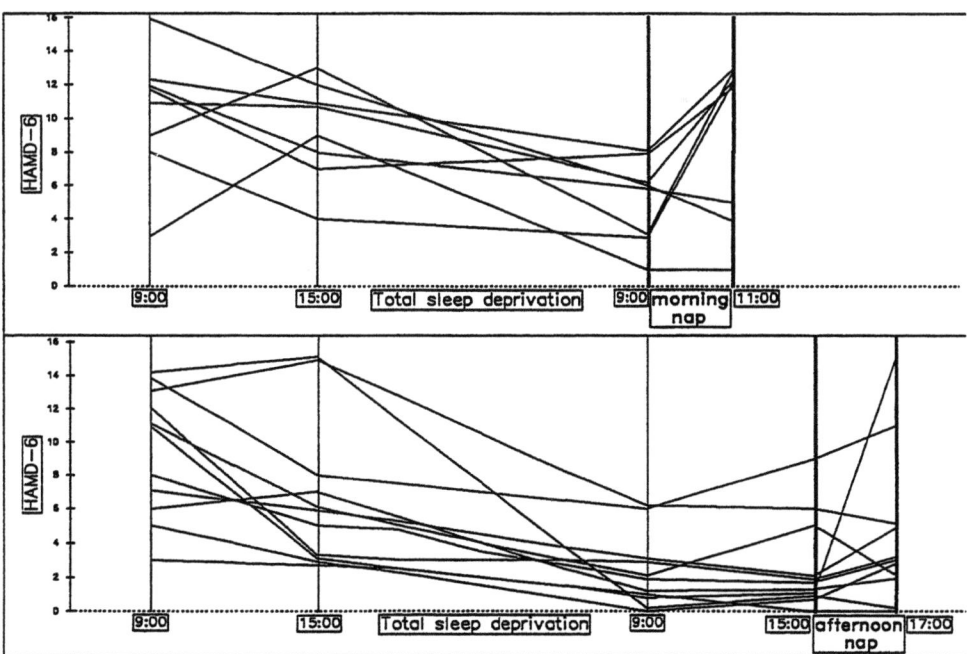

Abb.6. Studie 4: Verläufe der Depressions-Scores bei Respondern

Ergebnisse. Abb.6 zeigt die Verläufe der HAMD-6-Ratings in beiden Gruppen von Morgen des Vortages an, und zwar nur für die Responder auf Schlafentzug. Von den 8 Respondern mit Morgen-"nap" erlitten fünf einen Rückfall (mit einem Anstieg der HAMD-6-Ratings um 4 Punkte oder mehr). Im Gegensatz dazu zeigte von den 11 Respondern in der Nachmittag-"nap"-Gruppe nur einer einen Rückfall (Fisher's exakter Test: p = 0.04, zweiseitige Prüfung). Im Mittel ergibt sich für die Morgen-"nap"-Gruppe eine signifikante Verschlechterung nach vs. vor dem "nap" (P < 0.01, Wilcoxon's Test, zweiseitige Prüfung), während sich für die Nachmittags-"nap"-Gruppe keine Änderung zeigt.

Tabelle 17. Studie 4: Schlafvariablen ($\bar{x} \pm s$)

	Gesamtgruppe (n = 28)		Responder ($\bar{n}$ = 19)	
	Morgen-"nap" n = 13	Nachm.-"nap" n = 15	Morgen-"nap" n = 8	Nachm.-"nap" n = 11
Schlafdauer (min)	41.6 ± 38.1	59.3 ± 47.5	45.6 ± 46.1	59.2 ± 42.2
Schlafeffizienz (%)	63.4 ± 19.8	63.4 ± 23.1	64.4 ± 22.9	67.2 ± 20.6
Einschlaflatenz (min)	9.7 ± 5.6	9.1 ± 7.6	8.9 ± 4.9	9.0 ± 8.6
Stadium Wach (min)	4.0 ± 5.5	4.5 ± 7.2	3.8 ± 6.0	3.7 ± 6.0
Stadium 1 (min)	5.3 ± 6.54	5.8 ± 7.6	6.7 ± 7.6	5.6 ± 7.3
Stadium 2 (min)	19.7 ± 19.8	31.1 ± 25.6	22.8 ± 24.7	36.0 ± 27.1
Tiefschlaf (min)	10.9 ± 14.5	13.2 ± 20.9	12.7 ± 14.7	14.1 ± 21.6
REM-Schlaf (min)	5.9 ± 9.9	9.1 ± 17.9	3.8 ± 6.8	3.4 ± 5.4
"naps" mit REM-Schlaf (n=11)	n = 5	n = 6	n = 3	n = 4
REM-Schlaf (min)	15.4 ± 10.6	22.8 ± 22.8	10.2 ± 7.9	9.4 ± 4.9
REM-Latenz (min)	25.3 ± 29.9	37.0 ± 22.2	15.7 ± 36.3	49.6 ± 10.9
REM-Dichte	37.1 ± 28.7	25.1 ± 17.4	20.7 ± 10.1	15.6 ± 9.4

ANOVA: *"Nap"-Zeitpunkt:* alle Vergleiche n.s.; *Responder vs. Nonresponder:* F(1)=18.7, p=0.003 für REM-Schlaf (alle "naps"); F(1)=18.6, p=0.003 für REM-Schlaf (nur "naps" mit REM-Schlaf); F(1)=12.1, p=0.01 für REM-Dichte (nur "naps" mit REM-Schlaf)

Tabelle 17 zeigt die wesentlichsten "nap"-Schlafvariablen im Vergleich zwischen Morgen und Nachmittag. Für keinen der aufgeführten Parameter ergibt sich in der Varianzanalyse ein Haupteffekt im Faktor "nap-Zeitpunkt". Von Bedeutung ist eher die Response auf den Schlafentzug: Responder zeigen weniger REM-Schlaf und eine geringere REM-Dichte.

Aus Tabelle 18 lassen sich die Beziehungen zwischen den wichtigsten "nap"-Schlafvariablen und dem klinischen Effekt für die Gesamtgruppe sowie separat für die Morgen- und die Nachmittags-Gruppe erkennen. Die Schlafdauer korreliert insgesamt negativ mit dem "nap"-Effekt: längerer Tagschlaf wird besser toleriert, insbesondere in der Nachmittags-Gruppe. Am Nachmittag besteht auch tendenziell eine Beziehung zwischen günstiger Wirkung und hoher Schlafeffizienz sowie kurzer Einschlaflatenz. Ebenso zeigt sich hier (wie auch tendenziell für die Gesamtgruppe) eine Beziehung zwischen günstigem "nap"-Effekt und einem hohen REM-Schlaf-Gehalt. Bei Morgen-"naps" dagegen korreliert tendenziell (wie auch für die Gesamtgruppe) ein geringer Anteil intermittierender Wachzeiten mit ungünstiger Wirkung. Für die Gesamtgruppe ergibt sich ferner noch ein tendenzieller Zusammenhang zwischen einem geringen Anteil Stadium 2 und ungünstiger Wirkung.

Tabelle 18. Studie 4: Beziehungen zwischen "nap"-Effekt und Schlafvariablen

	Gesamtgruppe (n = 28)	"Naps" um 9 Uhr (n = 13)	"Naps" um 15 Uhr (n = 15)
Schlafdauer (min)	-0.42*	-0.27	-0.47°
Schlafeffizienz (%)	-0.19	0.23	-0.47°
Einschlaflatenz (min)	0.21	-0.25	0.46°
Stadium Wach (min)	-0.35°	-0.49°	-0.27
Stadium 1 (min)	-0.27	-0.16	-0.33
Stadium 2 (min)	-0.32°	-0.20	-0.35
Tiefschlaf (min)	-0.20	-0.29	-0.14
REM-Schlaf (min)	-0.35°	-0.13	-0.44°
REM-Latenz (min)	-0.38 (n=11)	-0.46 (n=5)	-0.10 (n=6)
REM-Dichte	-0.15 (n=11)	-0.14 (n=5)	-0.59 (n=6)

* $p < 0.05$; ° $p < 0.10$

Bei einem Teil der Patienten waren am Tage vor dem Schlafentzug Messungen auf der Bf-S vorgenommen worden zu Zeitpunkten, die in etwa dem Beginn und Ende des Kurzschlafs am folgenden Tage entsprachen. Damit ist die Möglichkeit gegeben, zumindestens auf der Ebene der Selbstbeurteilung einen Vergleich zwischen einer "Schlaf"-bedingung und einer "Nichtschlaf-"Bedingung zu analogen

68   2 Eigene Untersuchungen

nicht nur im Mittel eine deutliche Verschlechterung der Befindlichkeit nach dem "nap" auftritt im Vergleich zum analogen Zeitraum am Tage vorher; es zeigt sich auch eine erhebliche Zunahme der Streuung. Demgegenüber ist bei Nonrespondern keine nennenswerte Änderung zu erkennen. Der T-Test für abhängige Stichproben ergibt für die Gesamtgruppe eine signifikante Erhöhung der Differenz (p=0.05), ebenso wie für die Responder (p=0.03); bei den Nonrespondern war die Differenz nicht signifikant (p=0.45).

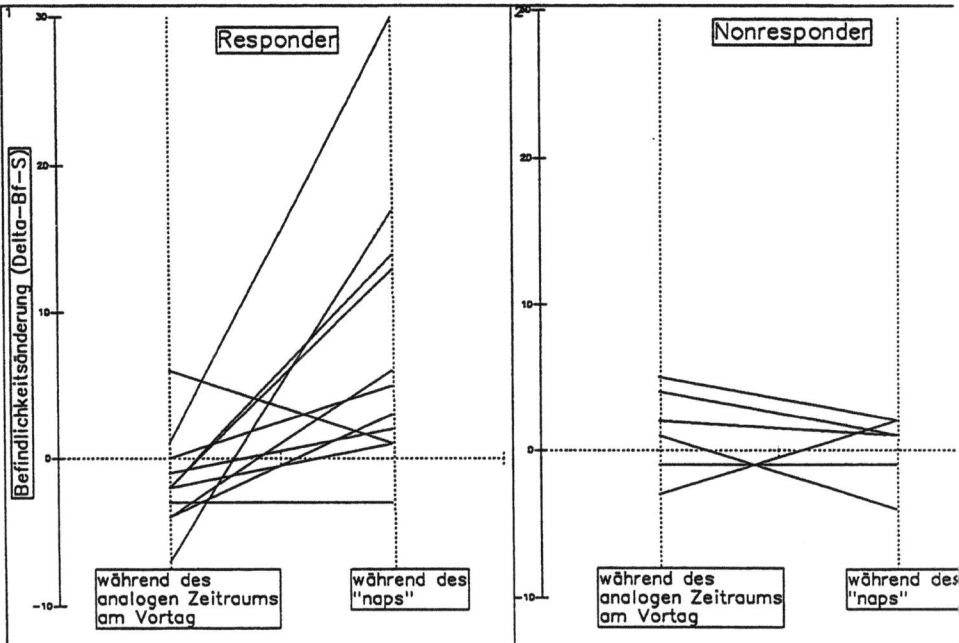

Abb.7. Studie 4: Befindlichkeitsveränderungen während des "naps" und während des analogen Zeitraums am Vortag

2.2.6 Studie 4a: "Naps" um 5 Uhr

Um die Frage des Einflusses des Schlafzeitpunktes weiterverfolgen zu können, wurden eine weitere Gruppe von Patienten untersucht, die bereits gegen Ende der Schlafentzugsnacht um 5 Uhr zu einem Kurzschlaf aufgefordert wurden. Die Stichprobe ist in den Tabellen 12 und 19 beschrieben. Die Ergebnisse werden hier nicht separat dargestellt, da sie ausschließlich im Rahmen der folgenden gemeinsamen Analyse ausgewertet wurden.

Tabelle 19. Stichprobe der Studie 4a

NR	GE	AL	ICD	DSM	HAM	EDG	EDA	DP	MP
01	w	50	296.1	296.33	31	35	0.1	6	-
02	m	42	300.4	296.33	27	14	0.2	10	-
03	w	62	300.4	296.33	30	8	5	2	-
04	m	50	296.1	296.33	25	6	0.1	3	-
05	w	54	296.1	296.33	18	4	0.3	3	-
06	w	57	296.1	296.33	23	21	0.8	21	-
07	w	47	296.3	296.53	35	20	0.1	6	1
08	w	45	296.3	296.53	18	18	0.2	8	1
09	w	51	296.1	296.23	30	1	1	1	-
10	w	55	296.1	296.33	27	38	2.5	2	-
11	w	41	300.4	296.33	27	25	0.6	25	-
12	w	39	296.1	296.23	29	0.2	0.2	1	-
13	w	37	296.1	296.33	18	2	0.1	2	-

NR: Patientennummer; *GE:* Geschlecht; *AL:* Alter (Jahre); *ICD:* Diagnose nach ICD-9; *DSM:* Diagnose nach DSM-III-R; *HAM:* HAMD-21-Score (Baseline); *EDE:* Erkrankungsdauer seit Ersterkrankung (Jahre); *EDA:* Erkrankungsdauer seit Beginn der aktuellen Phase (Jahre); *DP:* Anzahl bisheriger depressiver Phasen; *MP:* Anzahl bisheriger manischer Phasen

2.2.7 Gemeinsame Analyse der "nap"-Studien: Korrelate des "nap"-Effektes

Fragestellung. Trotz der Verschiedenheiten in einzelnen Details der Designs ähneln sich die vorstehend dargestellten "nap"-Studien doch so weitgehend, daß eine zusammenfassende Analyse gerechtfertigt erscheint: Ein- und Ausschlußkriterien waren identisch, alle Patienten waren medikationsfrei, und die psychopathometrischen Messungen wurden mit den gleichen Instrumenten durchgeführt. Da die Ergebnisse der Studie 4 darauf hingedeutet hatten, daß der Schlafzeitpunkt eine Rolle spielen könnte, soll der Schwerpunkt der jetzt darzustellenden gemeinsamen Analyse auf dieser Frage liegen. Ferner wird noch einmal anhand des gesamten Datenmaterials geprüft, inwieweit andere aufgrund theoretischer Überlegungen ebenfalls potentiell relevante Variablen - Schlafdauer, Gehalt an Tiefschlaf, Auftreten von REM-Schlaf, Ansprechen auf Schlafentzug, vorhergehende Tagesschwankung der Befindlichkeit - eine Rolle spielen, und ob es gegebenenfalls eine Interaktion zwischen diesen Parametern und dem Schlafzeitpunkt gibt.

Deskriptive Gesamtdarstellung. Abb.8 gibt eine Gesamtdarstellung über sämtliche im Rahmen der Studien 2, 2a, 3, 4 und 4a durchgeführten Schlafentzüge und "naps". Patienten, die mehrere Projektdurchgänge durchlaufen haben, sind in der

2 Eigene Untersuchungen

Abbildung mehrfach repräsentiert. "Response" bedeutet eine Verbesserung im HAMD-6-Score um mindestens 30 % während des Schlafentzugs. Als "nap-Effekt" wird die Differenz zwischen den Ratings nach vs. vor dem Tagschlaf bezeichnet, wobei als "Rückfall" eine Verschlechterung um 4 Punkte und mehr gewertet wird, während Steigerungen im Depressions-Score um 1 bis 3 Punkte als "leichte Verschlechterung" bezeichnet werden. Es läßt sich erkennen, daß bei Respondern Schlaf um 9 Uhr in stärkerem Maße zu Rückfällen führt als zu anderen Zeitpunkten. Bei Nonrespondern zeigen sich wesentlich schwächere "nap"-Effekte.

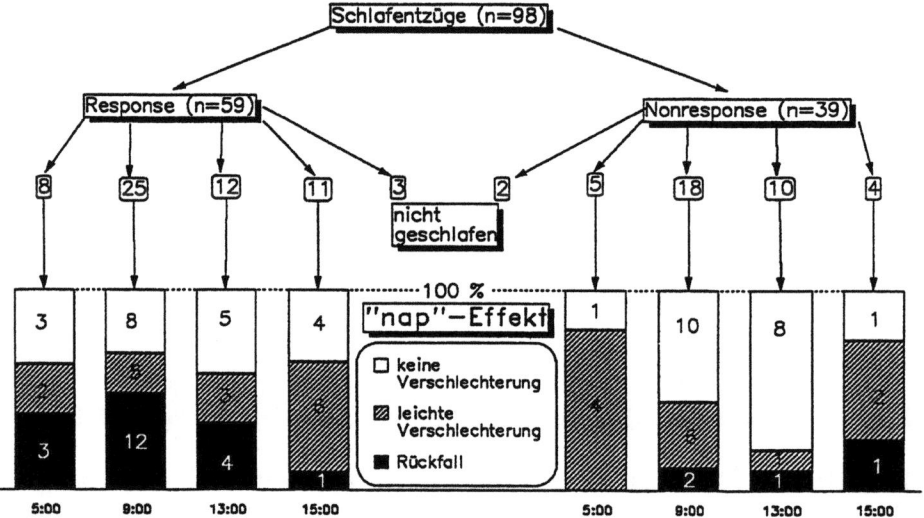

Abb.8. Ergebnisse aller "nap"-Studien

Methodik. In die Stichprobe, die dieser gemeinsamen Analyse zugrundeliegt, wurden sämtliche in den Studien 2, 2a, 3, 4 und 4a untersuchten Patienten einbezogen. Bei denjenigen Patienten, die mehrere Projektdurchgänge absolviert hatten, wurde nur ein Durchgang berücksichtigt; das war im Falle der Studien 2 und 2a der jeweils erste Durchgang. Im Falle derjenigen Patienten, die sowohl an Studie 3 als auch Studie 4 teilgenommen hatten, wurde nur der im Rahmen der Studie 4 absolvierte Durchgang einbezogen. Dabei wurden zwei Patientinnen der Studie 4 ausgeschlossen, die zum vorgesehenen Zeitpunkt (9 Uhr) nicht einschlafen konnten. Tabelle 20 zeigt die resultierende Stichprobe, aufgeschlüsselt nach den auf die vier Schlafzeitpunkte entfallenden Teilstichproben. Weder im Alter, im Ausgangs-Depressionsscore noch im mittleren Schlafentzugs-Effekt zeigen sich varianzanalytisch signifikante Unterschiede zwischen den Gruppen.

Tabelle 20. Stichprobe für die gemeinsame Analyse der "nap"-Studien ($\bar{x} \pm s$)

	5-Uhr-"nap"	9-Uhr-"nap"	13-Uhr-"nap"	15-Uhr-"nap"	Gesamt
N (männlich/weiblich)	13 (2/11)	21 (2/19)	12 (4/8)	15 (8/7)	61 (16/45)
Alter (Jahre)	48.5 ± 7.5	49.0 ± 12.8	40.2 ± 14.2	46.5 ± 12.9	46.6 ± 12.4
HAMD-21 (Baseline)	26.0 ± 5.4	28.5 ± 5.4	27.8 ± 6.1	25.7 ± 5.3	27.2 ± 5.5
TSE-Effekt (Δ HAMD-6)	-3.6 ± 3.6	-2.9 ± 3.8	-4.4 ± 4.9	-5.7 ± 3.8	-4.0 ± 3.6

Der größte Teil der statistischen Auswertungen bedient sich varianzanalytischer Methoden; daneben wurden Pearson'sche Korrelationskoeffizienten berechnet. Das Signifikanzniveau betrug 5% bei zweiseitiger Fragestellung.

Ergebnisse

Allgemeine klinische Variablen und "nap"-Effekt. Zwischen Männern und Frauen zeigt sich kein signifikant unterschiedlicher "nap"-Effekt. Ebensowenig ist ein Einfluß des Lebensalters erkennbar ($r=0.01$). Ein hoher Baseline-Score in der HAMD-21 (vor Schlafentzug) korreliert tendenziell mit einem ungünstigen Tagschlaf-Effekt ($r=0.22$, $p=0.09$). Patienten, deren Kurzschlaf durch Weckung beendet wurde ($n=9$), zeigen keinen signifikant verschiedenen Wirkungen als diejenigen, die spontan erwachten ($n=52$). Zwischen Patienten mit bipolarem und solchen mit unipolarem Verlauf sind ebenfalls keine Unterschiede zu erkennen; ebensowenig unterscheiden sich ein- und mehrphasige Patienten. Auch die Zeitdauer seit Ersterkrankung sowie die Dauer der aktuellen Krankheitsepisode weisen keinerlei Zusammenhang mit dem "nap"-Effekt auf.

Vergleich der Tagschlaf-Parameter zwischen den Zeitpunkten. Tabelle 21 läßt einige deutliche Unterschiede in der Tagschlafstruktur zwischen den Zeitpunkten erkennen; diese sind jedoch zum größten Teil auf die deutlich andersartige Gruppe der 5-Uhr-"naps" zurückzuführen. Zu diesem Zeitpunkt ist die absolute Schlafdauer am längsten, entsprechend auch die Dauer der Stadien 1, 2 und REM; die prozentualen Anteile der Schlafstadien zeigen allerdings keine signifikanten Unterschiede. Klar verschieden ist jedoch der Anteil der Kurzschlafepisoden, die REM-Schlaf enthalten: um 5 Uhr 92%, um 9 Uhr 43%, um 13 Uhr 50% und um 15 Uhr 40% (Chi-Quadrat=9.99, df=3, $p=0.02$).

Korrelate des "nap"-Effektes. Tabelle 22 zeigt die Zusammenhänge zwischen dem "nap"-Effekt und den Schlafvariablen sowie drei psychopathometrischen Variablen. Tendenziell korreliert kurze Schlafdauer mit ungünstigem Effekt, am deutlichsten ausgeprägt bei den 15-Uhr-"naps". In den 5-Uhr-"naps" korreliert

Tabelle 21. Vergleich der Schlafparameter zwischen den "nap"-Zeitpunkten ($\bar{x} \pm s$)

	Tagschlaf um 5 Uhr	Tagschlaf um 9 Uhr	Tagschlaf um 13 Uhr	Tagschlaf um 15 Uhr
N	13	21	12	15
Schlafdauer (min)	112.7 ± 44.6	41.8 ± 37.7	64.3 ± 32.6	59.3 ± 47.5
Einschlaflatenz (min)	9.1 ± 7.1	13.4 ± 11.6	15.4 ± 18.4	9.1 ± 7.6
Schlafeffizienz (%)	79.8 ± 12.5	59.7 ± 23.6	72.3 ± 28.3	63.4 ± 23.1
Stadium 1 (min)	12.8 ± 8.5	4.6 ± 5.7	3.5 ± 4.3	5.8 ± 7.6
Stadium 2 (min)	65.0 ± 31.9	21.6 ± 21.8	29.0 ± 14.7	31.1 ± 25.6
Tiefschlaf (min)	12.2 ± 18.3	10.4 ± 15.2	27.2 ± 26.0	13.2 ± 20.9
REM-Schlaf (min)	22.4 ± 17.0	5.3 ± 8.9	4.9 ± 10.8	9.1 ± 17.9
Stadium 1 (%)	10.8 ± 6.0	10.4 ± 11.2	6.1 ± 7.9	8.5 ± 10.2
Stadium 2 (%)	51.0 ± 13.4	48.5 ± 25.9	41.1 ± 20.8	59.7 ± 29.9
Tiefschlaf (%)	11.1 ± 16.9	16.3 ± 24.6	32.6 ± 27.8	16.4 ± 26.4
REM-Schlaf (%)	20.3 ± 16.2	13.5 ± 25.9	6.7 ± 11.7	8.1 ± 14.2
REM-Latenz (min)	33.0 ± 18.3 (n=12)	32.1 ± 42.2 (n=9)	44.3 ± 36.7 (n=6)	37.0 ± 22.2 (n=6)
REM-Dichte	25.2 ± 11.3 (n=12)	32.5 ± 22.3 (n=9)	21.0 ± 12.2 (n=6)	25.1 ± 17.4 (n=6)

ANOVA: $F(3)=8.2$, $p=0.000$ für Schlafdauer; $F(3)=5.3$, $p=0.002$ für Stadium 1 (min); $F(3)=9.2$, $p=0.000$ für Stadium 2 (min); $F(3)=4.9$, $p=0.004$ für REM-Schlaf (min); alle übrigen Ergebnisse n.s.

längerer Tiefschlaf mit ungünstiger Wirkung. Für den REM-Schlaf zeigt sich generell ein gegenteiliger Zusammenhang, besonders ausgeprägt um 5 Uhr und um 15 Uhr. Dementsprechend ergibt auch ein Vergleich zwischen "REM-naps" und "NonREM-naps" einen signifikanten Unterschied in der klinischen Wirkung ("REM-naps": 0.88 ± 2.9; "NonREM-naps": 3.0 ± 4.0; $p < 0.05$). Für Kurzschlaf um 15 Uhr besteht außerdem tendenziell ein Zusammenhang zwischen günstiger Wirkung und hoher Schlafeffizienz sowie kurzer Einschlaflatenz. Hohe Baseline-HAMD-21-Werte korrelieren (nichtsignifikant) mit ungünstigen Effekten. Eine vorangehende Tagesdifferenz korreliert insgesamt hoch negativ mit dem "nap"-Effekt, besonders ausgeprägt für 9-Uhr-"naps" (eine "positive" Tagesdifferenz mit besserem Befinden abends prädiziert einen besonders ungünstigen Effekt); allerdings besteht für die 13-Uhr-"naps" eine positive (wenn auch nicht signifikante) Korrelation. Der Schlafentzugseffekt korreliert tendenziell insgesamt negativ mit dem "nap"-Effekt (gutes Ansprechen auf Schlafentzug prädiziert ungünstige Wirkung), eine entsprechende signifikante Korrelation besteht nur für 9-Uhr-"naps".

Tabelle 22. Korrelationen zwischen "nap"-Effekt und verschiedenen potentiellen Prädiktor-Variablen

	5 Uhr "nap"	9 Uhr "nap"	13 Uhr "nap"	15 Uhr "nap"	Gesamt
N	13	21	12	15	61
Schlafvariablen					
Schlafdauer (min)	-0.08	-0.18	0.46	-0.47°	-0.22°
Schlafeffizienz (%)	-0.07	0.08	0.16	-0.47°	-0.12
Einschlaflatenz (min)	-0.32	0.14	-0.08	0.46°	0.10
Stadium 2 (min)	-0.04	-0.21	0.29	-0.35	-0.20
Tiefschlaf (min)	0.59*	0.01	0.31	-0.14	0.05
REM-Schlaf (min)	-0.50°	-0.10	0.12	-0.44°	-0.28*
REM-Dichte	0.31	0.00	0.51	-0.47	0.11
Psychopathometrische Variablen					
Baseline-HAMD-21	0.30	0.16	0.03	0.32	0.22°
Vorhergehende Tagesdifferenz der Befindlichkeit	-0.18 (n=6)	-0.66**	0.46	-0.28	-0.37** (n=54)
Schlafentzugs-Effekt (Δ HAMD-6)	-0.39	-0.50*	-0.01	-0.08	-0.22°

** $p < 0.01$; * $p < 0.05$; ° $p < 0.10$

Tabelle 23 zeigt die Ergebnisse zweier Varianzanalysen des "nap"-Effektes, in die als Faktoren die Variablen "Schlafzeitpunkt" und "Auftreten von REM-Schlaf (ja/nein)" sowie als Kovariaten die Variablen "Schlafdauer" und "Tiefschlafdauer" einbezogen wurden. Der REM-Schlaf wurde hier als zweistufiger Faktor behandelt, da dies angesichts der hohen Zahl an "naps" ohne REM-Schlaf methodisch sinnvoller erschien als die Einbeziehung als Kovariate. In der ersten Analyse ist der "Zeitpunkt"-Faktor vierstufig; für die zweite Analyse wurde dieser Faktor dichotomisiert durch Zusammenfassung der beiden morgendlichen und der beiden nachmittäglichen Zeitpunkte. Die erste Analyse ergibt keinen signifikanten Haupt-

Tabelle 23. Varianzanalyse: Einfluß von "nap"-Zeitpunkt und Schlafstruktur auf den "nap"-Effekt

	5 Uhr (n=13)	9 Uhr (n=21)	13 Uhr (n=12)	15 Uhr (n=15)
"Nap"-Effekt ($\bar{x} \pm s$)	1.4 ± 2.6	2.8 ± 4.0	1.0 ± 2.5	1.7 ± 4.3
	Morgen-"nap": (n=34)		Nachmittags-"nap": (n=27)	
"Nap"-Effekt ($\bar{x} \pm s$)	2.2 ± 3.6		1.4 ± 3.6	

ANOVA über 4 Zeitpunkte:
  Haupteffekte: *"Nap"-Zeitpunkt:* F(3)=1.7, n.s.
                  Auftreten von REM-Schlaf: F(1)=1.3, n.s.
  Kovariaten: *TSE-Effekt:* F(1)=3.3, p=0.07
                  Schlafdauer: F(1)=2.2, n.s.
                  Tiefschlafdauer: F(1)=2.6, n.s.

ANOVA über Morgen- vs. Nachmittags-"naps":
  Haupteffekte: *"Nap"-Zeitpunkt:* F(1)=4.6, p=0.03
                  Auftreten von REM-Schlaf: F(1)=1.4, n.s.
  Kovariaten: *TSE-Effekt:* F(1)=3.7, p=0.05
                  Schlafdauer: F(1)=2.1, n.s.
                  Tiefschlafdauer: F(1)=2.2, n.s.

effekt für den Faktor "Zeitpunkt". Von den einbezogenen Kovariaten zeigt lediglich der Schlafentzugs-Effekt einen tendenziellen Zusammenhang mit dem "nap"-Effekt. In der zweiten Analyse jedoch ergibt sich ein signifikanter Haupteffekt für den Zeitpunkt: Morgen-"naps" bewirken eine stärkere Verschlechterung als Nachmittags-"naps". Auch der Effekt des vorhergehenden Schlafentzuges liefert einen signifikanten Beitrag zur Varianzaufklärung: ein stärkeres Ansprechen auf Schlafentzug führt zu einer deutlicheren Verschlechterung durch Tagschlaf. Dagegen zeigt sich weder für die Gesamtdauer des Tagschlafes noch für die Tiefschlafmenge oder das Auftreten von REM-Schlaf ein Zusammenhang mit der klinischen Wirkung.

3 Diskussion

3.1 Antidepressive Wirkung von Schlafentzug

3.1.1 Klinische Wirkungen wiederholter Schlafentzüge

Jeder einzelne der sechs wiederholten Schlafentzüge in Studie 1 bewirkte eine signifikante Stimmungsaufhellung. Die jeweiligen Depressions-Scores vor den Schlafentzügen zeigten von Mal zu Mal nur eine geringfügig rückläufige Tendenz. Das bedeutet, daß es zwischen den Schlafentzügen im Mittel zu einem fast vollständigen Rezidiv kam. Wir konnten somit keinen nennenswerten "kumulativen" Effekt wiederholter Schlafentzüge beobachten. Im Gegensatz dazu fanden frühere Untersucher (z.B. Dessauer et al. 1985, Holsboer-Trachsler u. Ernst 1986) einen Kumulationseffekt, der umso ausgeprägter ist, je kürzer die Schlafentzüge aufeinander folgen; am deutlichsten war die Kumulation in der Studie von Sack et al. (1988a), die Serien von partiellen Schlafentzügen durchführten ohne zwischengeschalteten "normalen" Nachtschlaf. Die Wirkung eines Schlafentzugs überdauert offenbar nicht die zwei bzw. drei interponierten "Erholungsnächte" in unserer Studie.

Nur für die Selbstratings liegen auch Daten für den Morgen nach der "Erholungsnacht" vor. Diese zeigen kein vollständiges Rezidiv, wie es in den meisten Studien an unmedizierten Patienten beobachtet wurde, sondern deuten hin auf eine gewisse Konservierung der Schlafentzugswirkung bei medizierten Patienten über die Erholungsnacht hinaus, und stehen damit in Einklang mit Befunden aus der Literatur (z.B. Elsenga u. van den Hoofdakker 1983). Am Morgen vor dem jeweils nächsten Schlafentzug jedoch, d.h. nach einer bis zwei weiteren "normalen" Nächten, sind die Selbstratings ebenso wie die Fremdbeurteilungen fast auf das Baseline-Niveau des vorangehende Schlafentzugs zurückgegangen.

Der Vergleich mit einer Kontrollgruppe ohne Schlafentzüge konnte nicht belegen, daß die Kombination mit Schlafentzügen den Eintritt der antidepressiven Wirkung einer Medikation beschleunigt. In diesen Teil der Analyse wurden sämtliche Patienten einbezogen, für die über den Gesamtzeitraum vollständige Daten vorlagen, d.h. auch diejenigen, die bereits vor Abschluß des Zeitraums eine weitgehende Remission zeigten; das Ergebnis ist somit nicht durch das Ausscheiden der Remittierten in der Schlafentzugs-Gruppe zu erklären. Dieser Befund widerspricht auf den ersten Blick den Befunden von Loosen et al. (1976a, 1976b) und Elsenga u. van den Hoofdakker (1983); allerdings war der überlegene Effekt der Kombination von Schlafentzug und Medikation bei Loosen et al. nur flüchtig (signifikant nur für drei Tage). Die Untersuchung von Elsenga u. van den Hoofdakker erstreckte sich über einen wesentlich kürzeren Zeitraum als unsere Beobachtungen, was die Vergleichbarkeit einschränkt. Allerdings sind auch bezüglich der eigenen Befunde methodische Vorbehalte zu machen. Es handelte sich um eine a posteriori aus Krankenakten zusammengestellte Kontrollgruppe. Der Vergleich mußte sich auch beschränken auf die Selbstratings, da für die Kontrollgruppe keine ausreichend engmaschigen Fremdbeurteilungen der Depressivität vorlagen.

Über alle Wiederholungen hinweg erwiesen sich die Schlafentzüge als gleichbleibend wirksam; der therapeutische Effekt zeigte keine Tendenz zur Zunahme oder Abnahme. Somit gab es keinen Hinweis auf eine Toleranzentwicklung oder eine Sensibilisierung. Dieser Befund entspricht im wesentlichen den Befunden aus der Literatur; lediglich Roy-Byrne et al. (1984) und Pflug (1976) berichten von Einzelfällen, die sich nach einigen Wiederholungen des Schlafentzuges als refraktär auf diese Behandlung erwiesen, was als Zeichen einer Toleranzentwicklung gedeutet werden könnte.

In unserer Untersuchung wurde eine mögliche "Tag-2-Response" nicht systematisch erfaßt, da am Morgen nach der Erholungsnacht keine Fremdratings durchgeführt wurden. Die Selbstratings sprechen jedoch nicht für das Vorkommen eindeutiger "Tag-2-Responses" in unserer Stichprobe, wohl aber für Einzelfälle, in denen nach der Erholungsnacht kein Rezidiv auftritt. Es läßt sich kaum sagen, inwieweit die in der Literatur berichteten (offenbar nicht häufigen) Fälle von Tag-2-Response den stets vorhandenen Spontanschwankungen in der Befindlichkeit entsprechen, ohne kausale Verknüpfung mit dem Schlafentzug. Es könnte sich auch um einen "Erholungseffekt" handeln, wie er nach totalem Schlafentzug bei gesunden Probanden beobachtet wird (Gillberg u. Akerstedt 1981; Gerner et al. 1979). Möglicherweise läßt sich die von Fähndrich (1981) beobachtete Häufung von "Tag-2-Responses" bei neurotisch Depressiven damit erklären, daß es sich hierbei um Nonresponder auf Schlafentzug handelt, die vom Erholungsschlaf profitieren. Bei echten Respondern dagegen könnte ein möglicher Erholungseffekt durch das Depressions-Rezidiv maskiert werden.

Betrachtet man die Schlafentzugs-Effekte im einzelnen (Tabelle 5), so erkennt man eine erhebliche interindividuelle Variabilität sowohl der mittleren Response als auch der Standardabweichungen. Intraindividuell weist das Ausmaß der Response zwischen den Schlafentzügen eine gewisse Konstanz auf; zwischen den ersten vier Durchgängen korrelieren die (fremdbeurteilten) Responses signifikant miteinander. Das Fehlen solcher Korrelationen zwischen TSE D und TSE E sowie zwischen TSE E und TSE F könnte mit der zunehmenden Zahl von "drop-outs" in diesen Durchgängen zusammenhängen. Das bedeutet, daß das Ansprechen auf Schlafentzug, entgegen dem in manchen früheren Studien mit wiederholten Schlafentzügen geäußerten Eindruck, doch intraindividuell eine gewisse Konstanz aufweist; Holsboer-Trachsler u. Ernst (1986) machten ähnliche Beobachtungen.

Die Analyse der Häufigkeiten fremd- und selbstbeurteilter Responses ergibt für beide Variablen eine stetige, annähernd normale Verteilung. Verbesserungen der

Befindlichkeit sind wesentlich häufiger als Verschlechterungen. Dies steht in Einklang mit der Literatur; in keiner Untersuchung wurde bisher ein gleich häufiges oder gar häufigeres Vorkommen von Befindlichkeitsverschlechterungen nach Schlafentzug berichtet. Weder in unserer Studie noch in der Literatur gibt es Hinweise auf eine bimodale Verteilung von "Respondern" und "Nonrespondern"; aus den Daten läßt sich somit kein "natürlicher" Grenzwert zur Definition von "Response" ableiten.

3.1.2 Methodologischer Exkurs: Fremd- und Selbstratings

Zwar zeigt sich im Mittel eine gute Übereinstimmung zwischen Fremd- und Selbstratings, jedoch gibt es in Einzelfällen durchaus auch größere Abweichungen. Im Kontext unserer Untersuchung über die wiederholten Schlafentzüge haben wir bewußt beide Maße zur Grundlage von Response-Definitionen gemacht. Es ist eine ungeklärte Kontroverse in der Literatur, welches der beiden Maße für Studien dieser Art geeigneter ist. Speziell bei Schlafentzugsstudien wurde immer wieder beschrieben, daß sich diese kurzfristigen Effekte in der Selbstbeurteilung nicht ausreichend stark abbilden. Dem entspricht auch die klinische Erfahrung, daß Patienten, die auf Schlafentzug in für den Beobachter klar erkennbarer Weise reagiert haben, dies selber auf Befragen nicht oder nur zögernd "zugeben". Ein ähnliches Phänomen ist bekannt von Medikationsstudien. Ein Problem bei Selbstratings ist auch die "Ankerverschiebung". Der Beobachter, der innerhalb von 24 Stunden einen Patienten vor und nach einer Schlafentzugsnacht untersucht, behält für seine Ratings in etwa den gleichen Bezugspunkt bei; demgegenüber kann sich für einen Patienten aufgrund seiner im Falle von Response oft dramatisch veränderten Befindlichkeit der Bezugspunkt für seine Selbsteinschätzung verschieben.

Problematisch ist ferner, daß die Selbstrating-Skalen zur Befindlichkeit nicht das gleiche messen wie die auf das depressive Syndrom abzielenden Fremdrating-Skalen. Beispielsweise dürfte in das Befindlichkeitsrating auf der Befindlichkeitsskala Bf-S in interindividuell variierendem Ausmaß auch die Müdigkeit miteingehen. Ein Befindlichkeitsrating nach Schlafentzug kann somit durch die auch bei guter Response meist vorhandene verstärkte Müdigkeit des Patienten zu einer deutlich nivellierten Widerspiegelung des antidepressiven Effektes führen. Fremdratings haben demgegenüber den Nachteil, daß in sie die Erwartungen des Beobachters unkontrolliert miteingehen. Unseres Erachtens (und damit stimmen wir mit Möller (1991) überein) ist bei Schlafentzugsstudien Fremdratings der Vorzug zu geben, sofern man klare Aussagen über "Response" und "Nonresponse" machen möchte; die vergleichsweise gute Übereinstimmung mit den durch Selbstrating erhobenen Daten rechtfertigt dieses Vorgehen. Für differenziertere Analysen jedoch sollte man unbedingt Messungen auf beiden Ebenen durchführen und in der Auswertung berücksichtigen.

3.1.3 Demographische und klinische Response-Prädiktoren

Erneut bestätigte sich die Unabhängigkeit des Ansprechens auf Schlafentzug von den demographischen Variablen Geschlecht und Lebensalter. Abweichend von der Mehrzahl der bisherigen Untersuchungen fanden wir tendenziell ein besseres (selbstbeurteiltes) Ansprechen auf Schlafentzug bei bipolaren Patienten und bei Patienten mit mehrphasigem Verlauf. Lediglich Fähndrich (1981) berichtete bisher eine bessere Response bei bipolarem Verlauf, alle anderen Untersucher fanden keine Unterschiede. Es ist bemerkenswert, daß die Studie von Fähndrich als einzige von denjenigen, die dieser Frage nachgingen, auch multiple Schlafentzüge analysierte, während die anderen Studien auf einmaligen totalen Schlafentzügen beruhen. Möglicherweise ist die über mehrere Schlafentzüge ermittelte mittlere Response, wie sie in unserer und Fähndrichs Untersuchung verwendet wurde, ein repräsentativeres Maß für die allgemeine Reagibilität auf Schlafentzüge, das besser als das viel stärker von zufälligen Fluktuationen beeinflußte Ansprechen auf einen einzelnen Schlafentzug geeignet ist, korrelative Beziehungen vor allem mit nicht-situativen Variablen widerzuspiegeln. Einphasiger versus mehrphasiger Verlauf ist bisher kaum als Response-Prädiktor untersucht worden; Elsenga u. van den Hoofdakker (1987) fanden diesbezüglich keine Unterschiede. Andere Verlaufsparameter (Dauer der aktuellen Erkrankungsphase und Gesamt-Erkrankungsdauer) zeigten keinen Zusammenhang mit der Response, was mit den Befunden in der Literatur übereinstimmt.

Unsere Befunde sprechen dafür, daß die Reagibilität auf Schlafentzug zumindest in dem von uns untersuchten Zeitraum eine gewisse intraindividuelle Konstanz hat. Sie ist eng verknüpft mit der (ebenfalls longitudinal ermittelten) Tendenz zu Tageschwankungen der Befindlichkeit. Zur Klärung der Frage, inwieweit hier eine sich auch in anderen klinischen Charakteristika (z.B. Bipolarität, Mehrphasigkeit) unterscheidende Untergruppe depressiver Patienten vorliegt, sind weitere Untersuchungen an wesentlich größeren Stichproben erforderlich.

Wir beobachteten einen Zusammenhang zwischen der fremdbeurteilten Depressivität am Vortage und dem Ansprechen auf Schlafentzug (je depressiver, desto bessere Response). Dieser Befund steht in Einklang mit der Literatur (Zimanová u. Vojtechovsky 1974, Post et al. 1976, Duncan et al. 1980, Rudolf et al. 1978a, Schilgen u. Tölle 1980); in anderen Studien konnte ein solcher Zusammenhang nicht gefunden werden. Es läßt sich nicht allerdings ausschließen, daß hier ein statistischer Regressionseffekt eine Rolle spielt.

3.1.4 Tagesschwankungen der Befindlichkeit als Response-Prädiktoren

Wesentlich ausgeprägter und durchgängiger sind die Zusammenhänge zwischen dem selbstbeurteilten Ansprechen auf Schlafentzug und der vorangehenden Tagesschwankung der Befindlichkeit. Diese wurde bisher von den meisten Untersuchern bestätigt (Rudolf u. Tölle 1978a, Roy-Byrne 1984, Cole u. Müller 1976, van Scheyen 1977, Elsenga u. van den Hoofdakker 1987, Reinink et al. 1990, Riemann et al. 1990b; Haug 1992); lediglich Pflug (1976) und Waldmann (1979) fanden keinen entsprechenden Zusammenhang.

Es ist zu diskutieren, inwieweit die vorangehende Tagesschwankung als echter Prädiktor anzusehen ist. Der Zeitraum, über den sie ermittelt wird, ist bereits ein Teil des Zeitraums, über den der Schlafentzugs-Effekt bestimmt wird. Die Korrelation zwischen beiden Maßen besagt somit, daß eine durch eine positive Tagesschwankung eingetretene Besserung sich in der Schlafentzugnacht fortsetzt oder zumindest erhalten bleibt. Dies bestätigt die Beobachtung, daß die Response (in der Regel) nicht als plötzliches frühmorgendliches Ereignis nach bis dahin gleichbleibender Depressivität in Erscheinung tritt (Haug u. Fähndrich 1988). Die vorangehende Tagesschwankung ist somit eher als Teilphänomen der Response denn als Prädiktor im strengen Sinne anzusehen. Nicht auszuschließen ist auch, daß hier ein meßtechnisches Artefakt eine Rolle spielen könnte: Sowohl in die Tagesschwankung als auch in die selbstbeurteilte Response geht der morgendliche Befindlichkeitswert vor Schlafentzug als gemeinsamer Meßwert ein; somit ergibt sich zwangsläufig ein positiver Zusammenhang. Gegen die alleinige Rückführung der Korrelation auf ein solches Artefakt spricht jedoch, daß zwischen selbstbeurteilter Response und der Tagesdifferenz nach Schlafentzug keine erkennbaren Zusammenhänge bestehen, obwohl auch diese beiden Variablen partiell auf einem gemeinsamen Meßwert beruhen (Befindlichkeit am Morgen nach dem Schlafentzug).

Für eine eher zurückhaltende Interpretation der "prädiktiven" Valenz unmittelbar vorausgehender Tagesschwankungen der Befindlichkeit sprechen auch die neueren Ergebnisse von Gordijn et al. (1992). In einer Studie, in der gezielt Schlafentzüge nach Tagen mit (ausgeprägten) Tagesschwankungen und solchen ohne Tagesschwankungen verglichen wurden, fanden sie keinerlei Unterschiede in der Response.

Robuster als Response-Prädiktor scheint die generelle Tendenz zum Auftreten von Tagesschwankungen zu sein. Wir beschränkten unsere Analyse nicht auf die den Schlafentzügen unmittelbar vorausgehenden Tage, sondern ermittelten auch die mittlere Tagesdifferenz sowie die Tagesschwankungs-Rate über den gesamten Untersuchungszeitraum, abgesehen von den auf die Schlafentzugsnächte unmittelbar folgenden Tagen. Dabei konnte wir klare Zusammenhänge zwischen der Tagesschwankungs-Rate und dem mittleren Ansprechen auf Schlafentzug beobachten; dieser Zusammenhang zeigte sich sowohl für selbst- als auch für fremdbeurteilte Schlafentzugs-Response. Ein schwächerer Zusammenhang, der auch nur für selbstbeurteilte Response erkennbar war, ergab sich für die mittlere Tagesdifferenz. Der Unterschied dürfte darauf beruhen, daß in die Tagesschwankungs-Rate aufgrund unserer Definition (mindestens 4 Punkte Differenz im Bf-S-Score) nur stärker ausgeprägte Tagesschwankungen eingehen, wodurch dieses Variable eine größere Trennschärfe gewinnt; in die mittlere Tagesdifferenz dagegen gehen auch die vielfältigen klinisch irrelevanten leichten Fluktuationen der Befindlichkeit ein, die etwaige Zusammenhänge mit der Response verschleiern könnten. Patienten, die über einen längeren Zeitraum eine ausgeprägte Tendenz zu Tagessschwankungen zeigen, reagieren somit auch häufiger und stärker auf

Schlafentzug. Damit konnten wir die bereits von Gordijn et al. (1992) gemachte Beobachtung (mit jeweils zwei Schlafentzügen) in unserer Studie (mit jeweils sechs Schlafentzügen) bestätigen.

Im Gegensatz zu Reinink et al. (1990) beobachteten wir jedoch keinen signifikanten Zusammenhang zwischen der Angabe häufiger Tagesschwankung in dem entsprechenden Item der Hamilton-Depressions-Skala und der mittleren Response auf Schlafentzug. Die Brauchbarkeit dieses einzelnen Items als eines validen Maßes für "diurnality" ist auch insofern eingeschränkt, als sich in unserer Studie zeigte, daß diese Frage bei wiederholter Anwendung der Hamilton-Skala im Verlaufe einiger Wochen sehr unterschiedlich beantwortet wird. Valider ist sicherlich die auf Längsschnittbeobachtungen beruhende Einschätzung der Tagesschwankungs-Rate, wie sie unseren Ergebnissen zugrundeliegt.

Mit unseren Befunden wird eine Parallele deutlich zwischen dem Phänomen der Tagesschwankung der Befindlichkeit und dem Ansprechen auf Schlafentzug. Beides sind chronobiologisch interpretierbare Phänomene, die im Längsschnitt eine Häufigkeitsverteilung haben, die einer Normalverteilung zumindest nahekommt (siehe Abb.3, wo dies auch für die Tagesschwankungen demonstriert wird). Inwieweit die Neigung mancher Patienten, sowohl häufig Tagesschwankungen zu entwickeln als auch auf Schlafentzug zu reagieren, einem "trait"-Faktor entspricht, kann aufgrund der Daten nicht entschieden werden, da hierzu wesentlich umfangreichere Längsschnittuntersuchungen erforderlich wären, die auch den gesunden Zustand dieser Patienten (und, bei bipolaren Patienten, die Situation in der Manie) miteinschließen.

Aus diesen Überlegungen wird deutlich, daß eine adäquate Untersuchung der Frage, welche Faktoren zum Ansprechen auf Schlafentzug disponieren, eine größere Zahl von Schlafentzügen pro Patient erfordert. Der Begriff des "Schlafentzugs-Responders" wird in der Literatur häufig wie ein "trait"-Marker behandelt, auch wenn er nur auf einer einmaligen Messung beruht. Das Ansprechen auf einen einzelnen Schlafentzug erscheint doch so weitgehend von situativen Faktoren mitdeterminiert, daß das Auftreten einer einzelnen Response (ebenso wie das Auftreten einer einzelnen Tagesschwankung der Befindlichkeit) nur begrenzt repräsentativ für die entsprechende individuelle Disposition zu sein scheint.

3.1.5 Response und psychologische Variablen

Schon in den ersten Fallberichten und Studien zum therapeutischen Schlafentzug wurde die - naheliegende - Frage diskutiert, inwieweit hier Erwartungseffekte im Spiel sein könnten. Diese Frage ist von großer Bedeutung insofern, als die zum Ausschluß derartiger Effekte in der Pharmakologie übliche Methodik - die Placebokontrolle - im Falle des totalen Schlafentzuges nicht durchführbar ist. Lediglich in drei Studien wurde zumindest partielle "Blindheit" in Hinblick auf einen zu erwartenden klinischen Effekt eingeführt: Pflug u. Tölle (1971) deklarierten die Prozedur den Patienten gegenüber, Gerner et al. (1979) und Post et al. (1976) zusätzlich auch den Beurteilern gegenüber als ausschließlich zu diagnostischen

3.1 Antidepressive Wirkung von Schlafentzug

Zwecken dienend. Ein solches in der Frühzeit der Schlafentzugsforschung noch mögliches Vorgehen dürfte heute kaum noch praktikabel sein. Denkbar wäre allerdings eine Art "Placebokontrolle" in Studien über partiellen Schlafentzug; eine solche ist bisher noch nicht versucht worden.

Für die Bedeutung von Erwartungseffekten scheint die etwas geringere Response-Rate in der Studie von van den Burg u. van den Hoofdakker (1975) zu sprechen. Diese Autoren bemühten sich ausdrücklich, keinerlei positive Erwartungen bei den Patienten zu induzieren; auch das Pflegepersonal war instruiert, den Patienten keine besondere Zuwendung zukommen zu lassen. Trotzdem kam es in dieser Studie nicht, wie bei einem reinen Suggestiveffekt erwartet werden könnte, überwiegend zu Verschlechterungen. Auch Post et al. (1976) haben in ihrer Untersuchung besonders darauf geachtet, keine Erwartungen zu induzieren; sie heben hervor, daß auch solche Patienten günstig auf den Schlafentzug reagiert haben, die bis dahin trotz intensiver psychotherapeutischer Maßnahmen sich als therapierefraktär erwiesen hatten, so daß sie einen Placeboeffekt für sehr unwahrscheinlich halten.

Erwartungs- oder Suggestiveffekte sind jedoch nicht die einzigen denkbaren psychologischen Einflußfaktoren, die das Ansprechen auf Schlafentzug determinieren könnten; einige weitere psychologische Hypothesen wurden bereits im Rahmen des Literaturüberblicks aufgeführt. Die Frage der psychologischen Alternativhypothesen ist bislang in der Literatur vernachlässigt worden, da die weitaus überwiegende Mehrzahl der Untersucher in der Schlafentzugswirkung ein rein (chrono)biologisches Phänomen sah. Die einzige Studie, die sich explizit dieser Frage annahm (Buddeberg u. Dittrich 1978), fand keine Hinweise auf Erwartungseffekte oder einen Einfluß der übrigen von ihnen untersuchten psychologischen Variablen.

Auch unsere Befunde sprechen dagegen, daß Erwartungseffekte eine nennenswerte Rolle beim Zustandekommen der Schlafentzugs-Wirkung spielen. Die explizit vor dem ersten Schlafentzug ausgesprochene Erwartung bezüglich der Wirkung zeigt sogar tendenziell einen umgekehrten Zusammenhang mit dem Ansprechen. Keinerlei Unterschied zeigte sich zwischen den Patienten, die den Schlafentzügen vorab einen hohen Stellenwert einräumten, und solchen, die die Bedeutung dieser Therapiemethode eher gering einschätzten. Auch Vorinformationen über Schlafentzug scheinen keine konsistente Beziehung zur Response zu haben. Das gleiche gilt für die Art der Motivation: "intrinsische" Motivation bewirkt keinen positiveren Effekt als "extrinsische".

Die erlebte Wirkung des ersten Schlafentzuges determiniert auch nicht das Ansprechen auf den zweiten Schlafentzug; ebensowenig zeigt sich eine Beziehung zwischen Erwartung und Motivationslage vor Schlafentzug B und der Response. Eindeutig ist allerdings eine wesentlich günstigere Einstufung des therapeutischen Stellenwerts der Schlafentzüge nach der Behandlung im Vergleich zur Baseline; diese korreliert in ihrem Ausmaß mit dem mittleren Response-Grad. Dieser Befund spricht dafür, daß offenbar die Mehrzahl der Patienten die mehrfache Wiederholung der Schlafentzugs-Prozedur als therapeutisch wirksam erlebt hat, trotz der damit verbundenen Rezidive.

Gegenstand des psychologischen Interviews waren auch zwei Aspekte der "subjektiven Krankheitstheorie" der Patienten. Kein Zusammenhang ergab sich zwischen der angenommenen Kausalbeziehung zwischen Depression und Schlafstörung und dem Ansprechen auf Schlafentzug; diejenigen Patienten, die die eigene Erkrankung kausal auf vorangehende Schlafstörungen zurückführen (eine bei dep8ressiven Patienten nicht seltene Fehlattribution), reagieren nicht besser oder schlechter auf die Schlafentzüge. Nicht ohne weiteres interpretierbar ist der Befund, daß Patienten mit einer rein "psychischen" Kausalattribution der eigenen Erkrankung (vgl. Wiegand u. Matussek 1991) besser ansprachen als solche mit einer somatischen oder gemischten Ursachenerklärung. Zur differenzierteren Untersuchung der "subjektiven Krankheitstheorien" der Patienten wäre eine eingehendere Inhaltsanalyse der Interviewdaten erforderlich, die nur bei einer größeren Stichprobe sinnvoll erscheint.

3.1.6 Response und Schlafvariablen

In allen Studien wurden in den Nächten vor den Schlafentzügen polysomnographische Ableitungen durchgeführt (in Studie 1 nur vor TSE A, TSE C und TSE E). Die Ergebnisse der im Rahmen der Studie 1 durchgeführten Schlafableitungen sind insofern mit Vorbehalt zu betrachten, als diese Patienten mit Amitriptylin mediziert waren, was bekanntlich zu einer Beeinflussung des Schlaf-EEGs führt, vor allem der REM-Schlaf-Parameter; dagegen waren die Patienten der übrigen Studien medikationsfrei.

Im Verlaufe der Studie 1 zeigten sich vor allem von der ersten auf die zweite Ableitung Veränderungen einiger Schlafparameter: Schlafdauer und Schlafeffizienz nahmen zu und die Einschlaflatenz nahm deutlich ab, wohl jeweils im Zusammenhang mit beginnender klinischer Besserung. Der REM-Schlaf-Anteil nahm signifikant zu, und die REM-Latenz verkürzte sich (nichtsignifikant). Möglicherweise ist hierin eine allmähliche Adaptation an die REM-Schlaf-supprimierende Wirkung des Antidepressivums zu sehen. Die signifikante Reduktion des Tiefschlafanteils könnte mit der gleichzeitigen Zunahme des REM-Schlafes zusammenhängen.

Als prädiktiv in Hinblick auf Schlafentzugs-Response erwies sich, in Übereinstimmung mit vielfachen Befunden in der Literatur, partiell nur die REM-Latenz. Der Zusammenhang mit der Response war vergleichsweise schwach ausgeprägt bei den unmedizierten Patienten der "nap"-Studien. Eine stärkere, das Signifikanzniveau nur knapp verfehlende Korrelation ergab sich für die über die drei Ableitungen gemittelte REM-Latenz der Studie 1. Bei Betrachtung der einzelnen Projektphasen (Tabelle 11) fällt auf, daß vor TSE A dieser Zusammenhang (noch) nicht existiert, vor TSE C dagegen extrem stark ausgeprägt ist. Möglicherweise spielt hier eine Rolle, daß zum Zeitpunkt des ersten Schlafentzuges die Medikation zwar bei allen Patienten bereits seit mindestens einer Woche gegeben wurde und somit pharmakokinetisch ein Gleichgewichtszustand angenommen werden kann; doch ist es denkbar, daß der Grad der Adaptation speziell der REM-Schlaf-Regulation an die Medikationsgabe bei den zuvor medikationsfreien Patienten noch nicht so ausgeprägt ist wie bei den schon länger medizierten Patienten, so daß zum Zeitpunkt des TSE A die Stichprobe diesbezüglich heterogener ist als vor TSE C. Für eine solche Interpretation spricht auch die zuvor erwähnte Beobachtung eines von TSE A auf TSE C deutlich ansteigenden REM-Schlaf-Anteils bei sinkender REM-Latenz; zwischen TSE C und TSE E gab es keine entsprechenden Veränderungen mehr. Die vor TSE E wieder deutlich geringere Korrelation zwischen REM-Latenz und Response könnte mit einer zu diesem Zeitpunkt fortgeschrittenen Besserung bei einem Teil der Patienten zusammenhängen, der zu einer Abschwächung der korrelativen Beziehung führt.

Für keine der übrigen Schlafvariablen fanden wir eindeutige und über die Wiederholungen hinweg konstante Beziehungen zum antidepressiven Schlafentzugs-Effekt. Damit bestätigt sich der auch aus der einschlägigen Literatur zu gewinnende Eindruck, daß von allen Schlafvariablen lediglich eine kurze REM-Latenz als Prädiktor für das Ansprechen auf Schlafentzug angesehen werden kann; auch unter antidepressiver Medikation läßt sich dieser Zusammenhang zumindest tendenziell erkennen.

3.2 Depressiogene Wirkung von Schlaf

Die Untersuchung der Phänomenologie der Schlafentzugs-Wirkungen sowie die Suche nach Prädiktoren für das therapeutische Ansprechen auf die Behandlung waren bislang die in der Schlafentzugsforschung am häufigsten benutzte Methoden; sie standen methodisch auch im Mittelpunkt der soeben diskutierten Studie über mehrfach wiederholte Schlafentzüge. Die "nap"-Studien stellen einen alternativen methodischen Ansatz dar: es wurde untersucht, unter welchen Bedingungen ein zuvor experimentell erzeugter Schlafentzugs-Effekt durch Tagschlaf rückgängig gemacht werden kann.

Unsere Untersuchungen haben bestätigt, daß ein relativ kurzer Tagschlaf nach therapeutisch wirksamem totalem Schlafentzug zu einem Rezidiv der Depression führen kann; sie bestätigen damit die früheren klinischen Beobachtungen und die Ergebnisse systematischer Einzelfallstudien, die im Rahmen des Literaturüberblicks aufgeführt sind. Rezidive erfolgen jedoch nicht zwangsläufig; häufig haben Tagschlaf-Episoden keinen nennenswerten Einfluß auf die Befindlichkeit, und gelegentlich ist nach Tagschlaf auch ein besseres Befinden zu beobachten, insbesondere bei Nonrespondern. Dies legt die schon im Zusammenhang mit der Diskussion der "Tag-2-Response" geäußerte Vermutung nahe, daß bei vielen Respondern der eigentlich zu erwartende "Erholungseffekt" eines Tagschlafes nach Schlafentzug durch Depressionsrezidive maskiert wird, während sich Nonresponder in dieser Hinsicht wie Gesunde verhalten, die in der Regel von einem kurzen Tagschlaf profitieren.

Man könnte einwenden, daß die Verschlechterungen lediglich eine "sleep inertia" widerspiegeln, wie sie auch bei Gesunden unmittelbar nach dem Erwachen gelegentlich beobachtet wird. Dem ist entgegenzuhalten, daß die Befindlichkeitsratings etwa eine halbe Stunde nach dem Aufwachen durchgeführt wurden; nach Webb u. Agnew (1974) sind nach einem solchen Intervall nur noch marginale "sleep inertia"-Wirkungen zu erwarten. Außerdem gehen die von uns beobachteten schweren Rückfälle weit über das vorübergehende Unwohlsein hinaus, wie es im Rahmen einer "sleep inertia" auftreten kann.

Im Folgenden wird diskutiert, welche Bedingungen für "nap"-induzierte Bedinglichkeitsverschlechterungen verantwortlich zu machen sind; einige der im Literaturüberblick dargestellten Hypothesen legen es nahe, hier vor allem die Schlafdauer, den Gehalt des "naps" an Tiefschlaf und REM-Schlaf sowie den Schlafzeitpunkt in Betracht zu ziehen.

3.2.1 Zusammenhang mit Schlafdauer

Verschiedene klinische Beobachtungen legen eine positive Dosis-Wirkungs-Relation zwischen Schlaf und Depressions-Intensivierung nahe: je länger der Schlaf, desto ausgeprägter das Rezidiv. Eine solche Hypothese läßt sich auch aus verschiedenen Theorien ableiten. Das gilt beispielsweise für das S-Defizienz-Modell, aus dem gefolgert werden kann, daß längerer Tagschlaf einen stärker depressionsions-intensivierenden Effekt haben müßten als kürzere. Das impliziert nicht unbedingt die Annahme einer stetigen oder gar linearen Beziehung; das Modell wäre auch vereinbar mit einer "Depressionsschwelle". Eine analoge Annahme läßt sich aus der Theorie der depressiogenen Substanz von Wu u. Bunney (1990) ableiten: je länger die Schlafzeit, desto mehr von dieser Substanz wird synthetisiert. Umgekehrt folgt aus beiden Ansätzen, daß eine längere vorhergehende Wachdauer gegen die ungünstigen Folgen einer Schlafepisode schützen müßte. Ein ähnlicher positiver Zusammenhang folgt aus der "optional sleep-Hypothese" von Horne (1988); allerdings postuliert dieses Modell eine "kritische Schlafdauer", d.h. eine Schwelle, die überschritten werden muß, bevor ein "depressiogener" Effekt auftreten kann.

Nur in der 13-Uhr-"nap"-Gruppe beobachteten wir tendenziell eine solche positive Relation zwischen Schlafdauer und Depressionsintensivierung. Für alle anderen Zeitpunkte weisen unsere Daten in die entgegengesetzte Richtung: längere "naps" sind mit weniger Rezidiv-Risiko behaftet als kürzere. Damit widersprechen unsere Ergebnisse den genannten Theorien.

Allerdings sind an dieser Stelle einige Einwände in Betracht zu ziehen. Zum einen beobachteten wir bei sehr kurzen "naps" (unter zehn Minuten) in keinem Falle ein Rezidiv. Das Fehlen von Verschlechterungen nach sehr kurzem Schlaf steht in Einklang mit den Beobachtungen von Gillin et al. (1989), die nach zehnminütigen Kurzschlafepisoden ebenfalls keinerlei Rückfälle beobachteten. Zum anderen sind alle vorstehend genannten Hypothesen auch vereinbar mit der Annahme einer "Depressionsschwelle", also einer kritischen Schlafdauer, deren Überschreiten Voraussetzung ist für das Auftreten einer Verschlechterung. Die "optional sleep"-Hypothese postuliert explizit eine solche Schwelle, die nach

Überschreitung der "core sleep"-Dauer erreicht wird; aber auch aus der S-Defizienz-Hypothese und der These von Wu u. Bunney folgt nicht zwangsläufig eine stetige Relation zwischen Schlafdauer und Depressivität. Es ist nicht auszuschließen, daß die Schlafdauer der "naps" in unserer Studie in vielen Fällen die "Depressionsschwelle" gar nicht erreicht hat. Die negative Korrelation zwischen Schlafdauer und Depressivität wäre damit zu erklären, daß bei den im unterschwelligen Bereich verbliebenen Patienten der größere Erholungseffekt bzw. die Vigilanzsteigerung längerer "naps" zu einer Verbesserung der Befindlichkeit geführt hat; ein Effekt, der im Falle echter Rezidive durch die massiv wiederaufgetretene depressive Symptomatik maskiert wird. (In ähnlicher Weise könnte auch das Auftreten von "Tag-2-Responses" auf Schlafentzug bei Nonrespondern erklärt werden, siehe oben). Eine alternative Erklärung (ohne Zuhilfenahme einer "Depressionsschwelle") wäre die Maskierung leichterer durch Schlaf induzierter Intensivierungen der Depressivität durch die Erhöhung der Vigilanz.

Auch im Zusammenhang mit der antidepressiven Wirkung von Schlafentzug legen viele Befunde eine "antidepressive Schwelle" nahe: die klinische Äquivalenz von totalem und partiellem Schlafentzug spricht ebenso für ein solche Schwellenmodell wie die Beobachtung, daß die Schlafstörung des depressiven Patienten, die oft mit einer erheblichen Schlafverkürzung einhergeht, keineswegs eine erkennbare antidepressive Wirkung hat. In Einklang mit einem Schwellenmodell stehen auch die Befunde von Knowles et al. (1979), die in der bereits erwähnten longitudinalen Einzelfallstudie zeigten, daß die Besserung durch Schlafentzug stets nach etwa 20stündiger Wachdauer auftrat, unabhängig von der circadianen Phasenlage.

Nicht in Einklang mit einem Schwellenmodell steht die Beobachtung von Roy-Byrne (1984a), daß ein ultra-kurzer Tagschlaf von 90 Sekunden Dauer zu einem dramatischen Rezidiv führte. Auch die Einzelfallbeobachtung von Southmayd et al. (1987a) verweist auf die mögliche depressions-induzierende Wirkung sehr kurzer Schlafepisoden: sie fanden eine deutliche Verschlechterung bei einer Patientin, die sich nach gutem Ansprechen auf Schlafentzug im Verlaufe weniger Stunden verschlechterte, und bei der die nachträgliche Auswertung der Langzeit-EEG-Registrierung eine auf mehrere "microsleep"-Episoden verteilte Gesamtmenge von 11 Minuten Schlaf in dem fraglichen Zeitraum ergab. Keine der bisher aufgestellten Hypothesen kann diese Effekte erklären; ad hoc kann man postulieren, daß es sich in diesem Fall um eine Patientin mit einer extrem niedrigen "Depressionsschwelle" handelte.

3.2.2 Zusammenhang mit Tiefschlaf

Aus der S-Defizienz-Hypothese läßt sich auch ein positiver Zusammenhang zwischen dem Gehalt eines "naps" an Tiefschlaf und seiner "depressiogenen" Wirkung vorhersagen. Einen solchen Zusammenhang konnten wir zu keinem der untersuchten Zeitpunkte beobachten. Zwar wären für eine definitive Überprüfung dieser Hypothese EEG-Power-Spektren hilfreich, die für unsere Daten nicht zur Verfügung stehen. Dennoch ist eine deutliche Korrelation zwischen dem Ausmaß an visuell bestimmtem Tiefschlaf nach den Kriterien von Rechtschaffen u. Kales (1968) und der Delta-Power im EEG zu erwarten (Brunet et al. 1988), so daß zumindest ein schwacher Zusammenhang zwischen Verschlechterungen und Tiefschlaf beobachtet werden müßte, was nicht einmal andeutungsweise der Fall ist. Zu erwähnen ist in diesem Zusammenhang, daß speziell die postulierte Relation zwischen Delta-Power und klinischen Wirkungen zu den am schlechtesten empirisch abgesicherten Aspekten der S-Defizienz-Hypothese gehört. Zwar berichteten Southmayd et al. (1987b), daß Schlafentzugs-Responder defiziente EEG-Power-Level im Vergleich zu Nonrespondern hatten; van den Hoofdakker u. Beersma (1988) fanden allerdings keinen Zusammenhang zwischen dem Zuwachs an EEG-power in der "Recovery-Nacht" und der Response. Auch Reynolds et al. (1987) sahen keinen Zusammenhang zwischen dem Zuwachs an "Delta wave count" und der prozentualen Veränderung im Hamilton-Score.

3.2.3 Zusammenhang mit REM-Schlaf

Das cholinerg-aminerge Imbalance-Modell der Depression in Verbindung mit dem reziproken Interaktionsmodell der REM-Schlaf-Regulation läßt erwarten, daß das Auftreten und das Ausmaß an REM-Schlaf eng mit der klinischen Wirkung eines "naps" verknüpft sein müßte: REM-Schlaf wäre als der entscheidende "depressiogene" oder zumindest depressions-korrelierte Faktor eines "naps" anzusehen (im Literaturüberblick findet sich eine ausführliche Darstellung der empirischen Befunde, die diese Hypothese stützen). Auch die im Rahmen der psychologischen Hypothesen bereits erwähnte Traumsuppressions-Hypothese, als psychologisches Pendant dieses Ansatzes, läßt diese Erwartung zu. Die Hypothese eines Unterschiedes zwischen "REM-naps" und "NonREM-naps" lag der ersten "nap"-Studie mit Schlafepisoden um 13 Uhr zugrunde (Studie 2). In dieser Studie konnte in der Tat ein solcher Zusammenhang erkannt werden, jedoch war der Befund uneindeutig, da die "REM-naps" länger waren als die "NonREM-naps", so daß die Variablen "Auftreten von REM-Schlaf" und "Schlafdauer" miteinander konfundiert waren.
 In der Studie 3, in der von vornherein eine Paralellisierung der Schlafzeit für "REM-naps" und "NonREM-naps" angestrebt wurde, konnte dieser Befund bei "naps" um 9 Uhr nicht repliziert werden. Auch die gemeinsame Analyse über alle Zeitpunkte zeigte eher eine umgekehrte Beziehung: Tagschlaf-Episoden mit REM-Schlaf wurden insgesamt besser vertragen als solche ohne REM-Schlaf. Gegen die Bedeutung der zentralnervösen cholinergen Aktivität für schlafinduzierte Rückfälle sprechen auch die Befunde von Dressing et al. (1992): die Gabe des Anticholinergicums Biperiden konnte das Auftreten von Stimmungsverschlechterungen nach "naps" um 5 Uhr morgens im Vergleich zu einer Placebo-Kontrollgruppe nicht verhindern; es fand sich auch kein REM-Schlaf-supprimierender Effekt von Biperiden, was mit dessen Wirkungsweise über M1-Rezeptoren erklärt wird. Es muß künftigen Studien überlassen werden, zu untersuchen, inwieweit circadiane Variationen der zentralnervösen cholinergen Aktivität dazu beitragen, daß das

Auftreten von REM-Schlaf in einem "nap" zu verschiedenen Tageszeiten sehr unterschiedliche Beziehungen zu klinischen Effekten aufweist.

3.2.4 Zusammenhang mit Schlafzeitpunkt

Von den untersuchten Variablen hat sich in erster Linie der Schlafzeitpunkt als entscheidend für die depressiogene Wirkung herausgestellt. "Naps" um 9 Uhr vormittags hatten den ungünstigsten Effekt auf Responder, während Tagschlaf zu allen anderen Zeitpunkten (insbesondere um 15 Uhr) viel besser vertragen wurde. Damit unterscheiden sich unsere Ergebnisse von denen von Gillin et al. (1989), die keinen Unterschied sahen zwischen den (meist günstigen) klinischen Wirkungen von Morgen- versus Nachmittags-"naps"; allerdings untersuchten sie ausschließlich sehr kurze Schlafepisoden von zehn Minuten Dauer. Kraft et al. (1984) untersuchten sieben Patienten mit Nachmittags-"naps" und beobachteten lediglich einen Rückfall, was mit unseren Daten vereinbar ist.

Für die "phase-advance-Theorie" ist der Zeitpunkt von Schlafen oder Wachen explizit die für die Stimmungsbeeinflussung entscheidende Variable. Im Rahmen dieser Theorie wurde das Konzept einer "kritischen Phase" entwickelt, während derer der Schlafzustand depressiogen wirkt; ein ähnlicher Ansatz wurde von Kripke (1984) entwickelt. In Analogie zu diesem "internen Koinzidenz-Modell" (Wehr u. Wirz-Justice 1981) kann man spekulieren, daß ein "nap" um 9 Uhr oder allgemein am frühen Vormittag mit einer "kritischen Phase" interferiert, während dessen Schlaf eine hohe depressiogene Potenz hat.

Viele Beobachtungen sprechen für eine solche kritische Phase. Das Zusammentreffen des Schlafzustandes mit dieser Periode wird durch totalen Schlafentzug verhindert. Die rezidiv-prophylaktische Wirkung anschließender Schlafphasenvorverlagerungen (Vollmann u. Berger 1993, Riemann et al. 1995) könnte auf der Vermeidung von Schlaf während der "kritischen Phase" beruhen. Als Belege für die Richtigkeit der Annahme einer solchen vulnerablen Zeitperiode können auch jene Befunde gewertet werden, die auf eine Überlegenheit des antidepressiven Effekts eines auf die zweite Nachthälfte beschränkten partiellen Schlafentzugs hindeuten, im Kontrast zu partiellem Schlafentzug in der ersten Nachthälfte (Philipp 1978; Schilgen u. Tölle 1980; Holsboer-Trachsler u. Ernst 1986; Sack et al. 1988a). Dagegen sprechen jedoch Befunde von Elsenga et al. (1990), die zeigen, daß partieller Schlafentzug auch in der zweiten Nachthälfte keinen Rückfall verhindern kann, wenn in der Nacht zuvor ein TSE durchgeführt wurde. Giedke et al. (1992) fanden in der bisher einzigen Studie mit angeglichenen Schlafdauern keinen Unterschied zwischen frühem und spätem partiellem Schlafentzug.

Allerdings ist die Erklärung der ungünstigen Wirkung von 9-Uhr-"naps" durch eine "kritische Phase" solange zirkulär, als die Existenz einer solchen Phase zu diesem Zeitpunkt durch nichts anderes belegt ist als eben das Auftreten der Rezidive. Auch die von Wehr u. Wirz-Justice (1981) und Kripke (1984) gleichermaßen vorgenommene Lokalisierung der kritischen Phase in den frühen Morgenstunden folgt nicht zwingend aus den Theorien; denkbar wären auch andere

Zeitpunkte. Die Annahme, daß es sich auch um 9 Uhr vormittags noch um die für die frühen Morgenstunden postulierte "kritische Phase" handelt, ist schwer zu halten angesichts unserer Beobachtung, daß extrem frühe "naps" um 5 Uhr keine höhere, sondern eine geringere depressiogene Wirkung haben als 9-Uhr-"naps". Allerdings muß hier beachtet werden, daß in dieser Gruppe möglicherweise zu diesem frühen Zeitpunkt nicht alle potentiellen "Responses" bereits als solche identifiziert waren, so daß sich möglicherweise die Responder dieser Gruppe von denen der anderen Gruppen in wesentlichen Charakteristika unterscheiden.

Gegen das Konzept einer "kritischen Phase" sprechen auch die Beobachtungen von Southmayd et al. (1990), die zeigten, daß Rückfälle während der "Erholungsnacht" nach erfolgreichem Schlafentzug nicht auf eine bestimmte Zeitperiode beschränkt sind, sondern zu jedem Zeitpunkt auftreten können.

Der deutliche Unterschied zwischen Morgen- und Nachmittags-"naps" läßt sich auf verschiedene Weise auch alternativ, ohne Zuhilfenahme einer "kritischen Phase", erklären. S-Defizienz-Hypothese, Depressiogene-Substanz-Theorie und "optional sleep"-Hypothese erlauben es gleichermaßen, die günstigere Wirkung von Nachmittags-"naps" zu erklären; die entscheidende Variable ist dabei die vorangehende Wachzeit, die in unseren Untersuchungen mit dem Schlafzeitpunkt variiert, da die Schlafentzugsperiode konstant um 7 Uhr am vorhergehenden Tag begann: Patienten mit einem "nap" um 9 Uhr hatten zum Schlafbeginn einen 26stündigen, solche mit einem "nap" um 15 Uhr jedoch einen 32stündigen Schlafentzug absolviert. Die unterschiedlichen Wirkungen von Morgen- versus Nachmit-

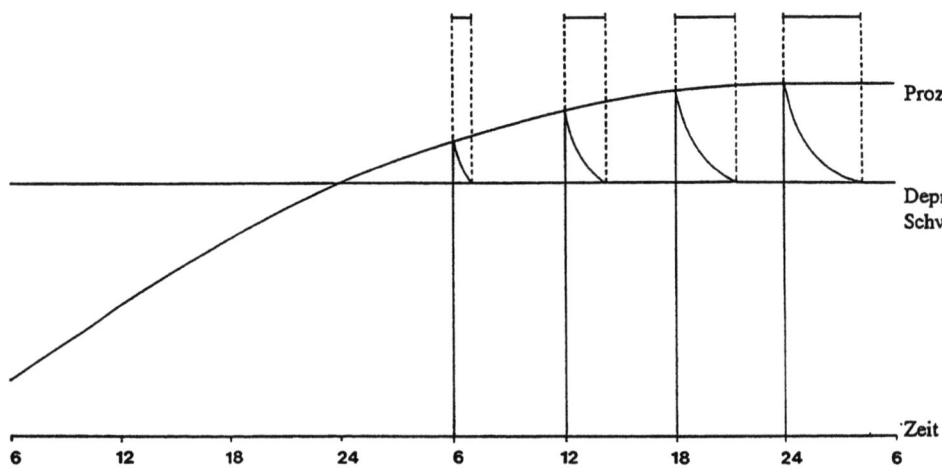

Abb.9. Prozeß-S-Reduktion zu 4 verschiedenen "nap"-Zeitpunkten (Erläuterung siehe Text)

tags-"naps" könnten somit auch mit jenen Theorien erklärt werden, die eine Dosis-Wirkungs-Relation zwischen Schlafentzug und der "Robustheit" des antidepressiven Effektes postulieren.

Aus der S-Defizienz-Hypothese läßt sich beispielsweise die Erwartung ableiten, daß nach kontinuierlichem Schlafentzug der "Prozeß S" am Nachmittag ein höheres Niveau erreicht haben wird als am Morgen, und daß somit ein Nachmittagsschlaf diesen Prozeß nicht so schnell auf ein Niveau herabsenken kann, das zum Wiederauftreten depressiver Symptome führt. In Abb. 9 ist dieser Prozeß für vier verschiedene Tagschlafzeitpunkte nach Schlafentzug (6 Uhr, 12 Uhr, 18 Uhr und 24 Uhr) graphisch dargestellt. Dabei wird, entsprechend den obigen Überlegungen, zusätzlich eine Depressionsschwelle postuliert, so daß eine Aussage über die zur Erzielung eines Rezidivs erforderliche Schlafmenge möglich wird: Nachmittags-"naps" müßten wesentlich länger dauern als Morgen-"naps", um wieder unter eine solche Schwelle abzusinken; in unserer Studie wurde diese Schwelle um 15 Uhr offenbar nur in einem Fall erreicht. Morgens dagegen genügt schon sehr wenig Schlaf, um ein Rezidiv hervorzurufen. Die entscheidende Variable ist hier also die Dauer der vorangegangenen Wachzeit, auf die sowohl die Beziehung zwischen Schlafdauer und Depressiogenität als auch die Relevanz des Schlafzeitpunktes zurückzuführen sind. Auch das Modell von Wu u. Bunney (1990) erlaubt eine Erklärung für diesen Unterschied: wenn eine "depressiogene Substanz" während des Wachseins in einer linearen Weise durch Metabolisierung inaktiviert wird, müßte eine längere vorangehende Wachzeit zu niedrigeren Spiegeln dieser Substanz führen, und ein Nachmittags-"nap" könnte nicht so rasch zum Rückfall führen. Nach Horne's Modell (1988) würde ein Nachmittags-"nap" stärker als ein Morgen-"nap" zunächst zur Kompensation eines "core sleep"-Defizits beitragen und noch nicht in den Bereich des depressiogenen "optional sleep" geraten. Weitere Studien in diesem Bereich sollten unbedingt die konfundierten Variablen "nap-timing" und "Dauer vorhergehender Wachheit" separieren, damit eine grundsätzliche Trennung zwischen "homöostatischen" und "circadianen" Einflüssen möglich wird.

Es ist nicht auszuschließen, daß das "günstige" Abschneiden der 15-Uhr-"nap"-Gruppe auf einem zufälligen Unterschied im Depressionsverlauf am Vortag beruht: in dieser Gruppe war am Vortage tendenziell eine stärker akzentuierte Tagesschwankung der Befindlichkeit zu beobachten, die negativ (allerdings nichtsignifikant) mit dem "nap"-Effekt korrelierte; zusätzlich hatten diese Patienten tendenziell niedrigere Depressions-Scores vor dem "nap". Andererseits läßt die Abb. 7 erkennen, daß auch solche Patienten, die eine weniger ausgeprägte Tagesschwankung mit hohen Depressionsscores am Nachmittag des Vortages gezeigt hatten, sich nach dem "nap" entweder verbesserten oder nur geringfügige Verschlechterungen der Befindlichkeit zeigten.

3.3 Übergreifende Aspekte

Abschließend sollen noch einige grundsätzliche Aspekte diskutiert werden, die zugleich die antidepressive Wirkung des Schlafentzugs und die depressionsintensivierende Wirkung des Schlafes betreffen.

3.3.1 Sind Schlaf und Schlafvermeidung die entscheidenden Faktoren?

Schlafentzug ist eine komplexe therapeutische Maßnahme. Ist Schlaf-Entzug (genauer: Schlaf-Vermeidung) dabei tatsächlich das entscheidende Wirkprinzip? Schlafentzug geht einher mit größerer physischer Aktivität, andersartigen Temperatur- und Lichtverhältnissen, sozialen Interaktionen, Nahrungs- und Flüssigkeitsaufnahme zu ungewohnten Zeitpunkten. Die gleiche Frage läßt sich hinsichtlich der depressiogenen Wirkung des Schlafes stellen: stehen die in den "nap"-Studien beobachteten Rezidive überhaupt mit dem Auftreten von Schlaf in Zusammenhang?

Zur definitiven Klärung der letzteren Frage wären "nap"-Studien mit einer Kontrollgruppe ohne Tagschlaf erforderlich. Obwohl in unseren bisherigen Untersuchungen eine solche Kontrollgruppe fehlt, weisen die Daten doch auf die entscheidende Rolle des Schlafes beim Zustandekommen der Rezidive hin, wenn man die Patienten als ihre eigenen Kontrollpersonen nimmt und die "nap"-Effekte vergleicht mit den Befindlichkeitsveränderungen zu analogen Zeitpunkten am Tage vor Schlafentzug. Dies ist zwar nicht so überzeugend wie es eine echte Kontrollgruppe wäre, aber der Befund unterstützt doch die vielfachen Hinweise auf die entscheidende Rolle zumindest von schlaf-assoziierten Prozessen bei diesen Effekten.

Nun haben unsere Versuche, bestimmte aus entsprechenden Hypothesen abzuleitende Merkmale des Tagschlafes mit klinischen Effekten in Verbindung zu bringen, keine überzeugenden Ergebnisse erbracht; zu sehr ähnlichen Schlüssen kamen auch andere Autoren, beispielsweise Southmayd et al. (1990), die auch für diejenigen Rezidive, die durch einen fraktionierten "Erholungsschlaf" nach Schlafentzug hervorgerufen wurden, keinerlei Beziehung zu Schlafvariablen erkennen konnten. Dies verweist darauf, daß herkömmliche Schlafvariablen (Schlafdauer, Anteile einzelner Schlafstadien etc.) nicht ohne weiteres als Korrelate der hier wirksamen schlaf-assoziierten Prozesse angesehen werden können. So kann beispielsweise der REM-Schlaf wohl nicht als reliabler Indikator für die zentralnervöse cholinerge Aktivität dienen (vgl. die Befunde von Dreßing et al. 1992, die keine REM-Schlaf-Suppression unter dem anticholinerg wirksamen Biperiden beobachten konnten). Das Fehlen von durchgängigen Beziehungen zwischen REM-Schlaf und klinischen Wirkungen der "naps" kann somit nicht die hypothetische Relation zwischen Rezidiven und einer gesteigerten zentralnervösen cholinergen Aktivität widerlegen. Andere theoretische Ansätze zur Wirkungsweise von Schlafentzug, wie beispielsweise die thermoregulatorische Hypothese von

Wehr (1990, 1991), postulieren Wirkmechanismen, die sich ohnehin nicht durch herkömmliche Schlafparameter operationalisieren lassen.

3.3.2 Sind die Effekte depressionsspezifisch?

Psychiatrische und humanexperimentelle Schlafentzugsforschung haben sich weitgehend unabhängig voneinander entwickelt. Der Austausch zwischen beiden Forschungslinien wird erschwert durch erhebliche methodische Unterschiede. Die humanexperimentellen Studien zum Schlafentzug erstrecken sich in der Regel über mehr als nur eine Nacht; der Großteil der Experimente beruht auf einer Wachzeit von etwa 60 bis 100 Stunden, und in Einzelfällen geht die Dauer der Schlafdeprivation noch weit darüber hinaus. Im Gegensatz zu den psychiatrischen Studien zielt der größte Teil dieser Untersuchungen auf die Erfassung kognitiver oder motorischer Leistungen bzw. Leistungsdefizite unter Schlafentzug ab. Dazu dient die Messung verschiedener psychophysiologischer Parameter und die Anwendung entsprechender Testverfahren. Stimmung und Befindlichkeit sowie andere, eher mit "klinischen" Parametern in Beziehung zu setzende Variablen werden meist nur am Rande erfaßt und stehen selten im Zentrum des Untersuchungsinteresses.

Auch in der Theoriebildung ist die psychiatrische Schlafentzugsforschung eigene Wege gegangen, indem sie meist an existierende Depressionstheorien anknüpfte; es gibt bislang kaum übergreifende Modelle, die die an Gesunden beobachteten Effekte ebenso wie die therapeutischen Wirkungen an depressiven Patienten subsumieren können.

Die Frage der Depressionsspezifität der antidepressiven Wirkung von Schlafentzug ist in der einschlägigen Forschung bislang kaum diskutiert worden. Auf den ersten Blick erscheint sie auch wenig sinnvoll, da bei nicht-depressiven, gesunden Probanden eine antidepressive Wirkung per definitionem nicht zu erwarten ist. Präziser wäre die Frage folgendermaßen zu formulieren: Finden sich die Mechanismen des antidepressiven Effektes von Schlafentzug nur bei depressiven Patienten, oder handelt es sich um allgemeine Wirkungen von Schlaf und Schlafentzug auf die Befindlichkeit, die bei Depressiven lediglich besonders augenfällig werden?

Die Ergebnisse der Schlafentzugsstudien an Gesunden sind allerdings, zumindest was die in den ersten vierzig Stunden des Entzugs zu beobachtenden Effekte betrifft, für diese Frage wenig ergiebig. Ganz im Vordergrund steht die durch den Schlafmangel induzierte Müdigkeit, die sich auch in einer entsprechenden Beeinträchtigung anderer Befindlichkeits-Parameter niederschlägt. Nach dem Erholungsschlaf sind diese Veränderungen unmittelbar und vollständig reversibel.

Ergiebiger für unsere Fragestellung sind die Wirkungen von "Schlafexzessen" bei Gesunden. Das "worn-out-Syndrom" nach solchen Schlafverlängerungen, wie es zuerst von Globus (1969) beschrieben wurde, zeigt phänomenologisch manche Ähnlichkeiten mit depressiven Verstimmungen. Es ist keineswegs flüchtig wie die nur wenige Minuten dauernde "sleep inertia", die sich auch nach kürzeren Schlafepisoden zeigt, sondern dauert einige Stunden an, bevor sie sich allmählich zurückbildet. Horne (1991, 1992) zieht eine Parallele zwischen dem "worn-out-Syndrom" und der durch Tag- oder Nachtschlaf nach Schlafentzug induzierbaren Depressivität. In Weiterführung dieser Überlegungen kann man vermute, daß beim Depressiven eine dramatisch erniedrigte Schwelle für das Auftreten eines solchen "worn-out Syndroms" besteht. Der "worn-out"-Zustand ist beim depressiven Patienten durch diese Schwellenerniedrigung zum Normalzustand geworden. Durch ausreichend lange Vermeidung von Schlaf kann vorübergehend eine Normalisierung eintreten, die durch Schlaf rasch wieder reversibel ist. Dieses Modell hat strukturelle Ähnlichkeiten mit der S-Defizienz-Hypothese, die ja auch eine spezifische Annahme über die bei der Depression vorliegende Abnormität impliziert (Prozeß-S-Erniedrigung) und ähnliche "homöostatische" Voraussagen über das Auftreten und Verschwinden der depressiven Symptomatik erlaubt. Auch die Hypothese von Wu u. Bunney (1990) wäre analog auf Gesunde übertragbar: die von ihnen postulierte depressiogene Substanz würde beim Gesunden entweder sehr viel langsamer während des Schlafes gebildet, oder aber es bestünde eine viel höhere Resistenz gegen die Wirkungen dieser Substanz. Erst nach erheblich prolongiertem Schlaf könnte diese depressiogene Substanz auch beim Gesunden zu leichten transienten depressiven Verstimmungen in Form des "worn-out-Syndroms" führen. Ebenso ließe sich auch eine Verbindung zum "cholinerg-aminergen Imbalance-Modell" herstellen: das "worn-out"-Syndrom des Gesunden könnte Folge einer pathologisch gesteigerten zentralnervösen cholinergen Aktivität sein. Beim Depressiven mit seinem ohnehin gesteigerten cholinergen Tonus wäre ein solcher Zustand nach wesentlich kürzerer Schlafdauer erreicht.

Schwieriger wird es, das Pendant zur antidepressiven Wirkung des Schlafentzugs in diesem Modell abzubilden. In der Literatur wurde bisher keine eindeutige euphorisierende Wirkung totalen Schlafentzugs bei Gesunden beschrieben. Beobachtet wurde allerdings wiederholt ein besonderes Hochgefühl im Anschluß an die Erholungsnacht nach Schlafentzug (Gerner et al. 1979; Gillberg et al. 1981). Man könnte spekulativ annehmen, daß bei Gesunden die Müdigkeit nach einem totalen Schlafentzug einen etwaigen (wohl eher subtilen und auf den verwendeten Skalen ohnehin schwierig zu erfassenden) euphorisierenden Effekt maskiert; dagegen könnte es einen Bereich mittleren Schlafdefizits geben, in dem Müdigkeit keine Rolle mehr spielt, so daß die euphorisierenden Effekte vorübergehend zu Tage treten könnten; dies könnte der Fall sein nach einem (nicht zu langen) "Erholungsschlaf", der das durch einen vorangehenden Schlafentzug hervorgerufene "Schlafdefizit" noch nicht voll kompensiert. In eine ähnliche Richtung weisen einige Befunde aus den "nap"-Studien an Gesunden nach Schlafentzug oder Schlafrestriktion. Auch hier wäre wieder eine gegenüber dem Gesunden veränderte Schwelle beim Depressiven anzunehmen: das "Fenster", innerhalb dessen eine euphorisierende Wirkung sich manifestiert, läge im Bereich milder Schlafrestriktion, während das entsprechende therapeutische Fenster beim Depressiven im Bereich eines sehr viel ausgeprägteren Schlafdefizits läge.

Horne (1991, 1992) postuliert, daß sowohl für das "worn-out-Syndrom" des Gesunden als auch die depressiogene Wirkung des Schlafes bei Depressiven ein Zuviel an "optional sleep" eine Rolle spielen könnte, und daß dementsprechend die Wirkung des therapeutischen Schlafentzugs auf einem Entzug von "optional sleep" beruhe. Eine solche Hypothese bedarf noch einer umfangreichen experimentellen Überprüfung, zumal auch die Dichotomie von "core sleep" und "optional sleep" noch weitgehend spekulativen Charakter hat. Eine Weiterentwicklung dieses theoretischen Ansatzes könnte jedoch zu einer engeren Verknüpfung der psychiatrischen Schlafentzugsforschung mit den entsprechenden Bemühungen im Bereich der Grundlagenforschung beitragen.

3.3.3 Ist Schlafentzug klinisch nützlich?

Die hier dargestellten Studien zielten nicht in erster Linie auf die Prüfung des klinischen Nutzens von Schlafentzug ab. Schlafentzug und "naps" dienten vielmehr als experimentelles Paradigma für antidepressive und depressiogene Interventionen; die Studien standen somit eher im Kontext klinischer Grundlagenforschung. Die Resultate sind auch wenig ermutigend in Hinblick auf die klinische Anwendung. Man hat den Eindruck, daß Schlafentzug eine vorübergehende, zeitlich sehr begrenzte Maskierung eines "darunter" weiterbestehenden Krankheitszustandes bewirkt, weit davon entfernt, eine stabile Remission oder gar "Heilung" zu bewirken.

Dennoch hat Schlafentzug einen gewissen Stellenwert als adjuvante Therapiemethode in der Behandlung depressiver Syndrome gewonnen, und dies erscheint auch durchaus gerechtfertigt. Leibenluft u. Wehr (1992) diskutieren vier Möglichkeiten eines sinnvollen therapeutischen Einsatzes von Schlafentzügen: Potenzierung einer simultan gegebenen antidepressiven Medikation, Beschleunigung des Eintritts der Wirkung von Antidepressiva oder Lithium, Phasenprophylaxe, Alternative zu antidepressiver Medikation (z.B. bei Medikations-Unverträglichkeit). Die Autoren konstatieren, daß keiner dieser möglichen klinischen Anwendungsbereiche bisher in einem Maße untersucht wurde, das ausreichen würde, um gut fundierte klinische Empfehlungen zu geben. Die wenigen vorliegenden Daten sprächen jedoch durchaus für die klinische Nützlichkeit des Schlafentzugs und sollten Anlaß geben zu weiterer Forschung auf diesem Gebiet. Auch eine mögliche diagnostische Relevanz wird diskutiert: Schlafentzug könnte die Differentialdiagnose zwischen Depression und Demenz erleichtern; denkbar ist auch der Einsatz in der differentiellen Indikation zu antidepressiver Medikation mit unterschiedlichen Wirkprinzipien.

Wir möchten uns dieser insgesamt eher positiven Einschätzung anschließen. Für viele Patienten bedeutet es eine wichtige, auch psychotherapeutisch wirkungsvolle Erfahrung, sich - wenn auch nur für wenige Stunden - wieder gesund zu fühlen und damit zu erleben, daß die depressive Erkrankung keineswegs zu irreversiblen psychischen und physischen Schäden geführt hat; die im Falle phasenhaft verlaufender Depressionen hohe Wahrscheinlichkeit einer restitutio ad integrum wird durch dieser Erfahrung für den Patienten wesentlich plausibler. Doch gibt es auch Patienten, die nach mehrfachem Erleben des durch Schlafentzüge induzierten "Wechselbades" mit Remission und baldigem Rezidiv auf diese Methode lieber verzichten.

Aus unseren "nap"-Studien läßt sich als praktische Konsequenz ableiten, daß dem Drängen eines schlafdeprivierten Patienten nach einem "Nickerchen" nachmittags eher nachgegeben werden kann als am Vormittag, wo noch ein erhebliches Rezidivrisiko besteht.

3.4 Versuch einer Integration

Die Suche nach Prädiktoren für das Ansprechen auf Schlafentzug ist bisher weitgehend enttäuschend verlaufen. Nur für wenige der untersuchten Variablen ließ sich in replizierbarer Weise ein Zusammenhang mit Schlafentzugs-Response beobachten; am besten konnte dies für das gehäufte Auftreten von Tagesschwankungen der Befindlichkeit nachgewiesen werden. Ähnlich schwierig ist es, Korrelate von schlaf-induzierten Rezidiven nach erfolgreichem Schlafentzug zu finden; lediglich der Schlafzeitpunkt scheint hier eine gewisse prädiktive Bedeutung zu haben. Es handelt sich offenbar um komplexe Vorgänge, die nicht auf ein einziges Wirkungsprinzip zurückzuführen sind. Zudem spricht nichts für lineare Zusammenhänge mit irgend einem der bisher untersuchten Einflußgrößen.

Welche Faktoren determinieren das Ansprechen auf Schlafentzug, und welcher Mechanismus bewirkt die schlaf-assoziierten Rezidive? Offenbar ist zunächst ein *dispositionaler Faktor* im Spiel, eine interindividuell unterschiedlich ausgeprägte Reagibilität auf Manipulationen des Schlaf-Wach-Rhythmus, die sich in einer erhöhten Wahrscheinlichkeit, auf Schlafentzug positiv zu reagieren, und in einer stärkeren Rückfallgefährdung durch Schlaf nach erfolgreichem Schlafentzug manifestiert. Sie geht auch einher mit häufigeren und stärker ausgeprägten Tagesschwankungen der Befindlichkeit sowie (möglicherweise) mit bestimmten klinischen Verlaufscharakteristika (Bipolarität, Mehrphasigkeit). Wir wissen wenig darüber, wie sich eine solche Disposition bei einem betroffenen Individuum in depressionsfreien Zeiten manifestiert.

Ein zweiter Faktor scheint *circadianer (oder ultradianer)* Natur zu sein. Er zeigt sich im Auftreten "kritischer Phasen" im Tagesverlauf, während derer Schlaf stärker depressiogen wirkt als zu anderen Zeiten, während Schlafvermeidung antidepressiv wirkt. Es ist völlig offen, über welche Mechanismen ein solcher circadianer oder ultradianer Einfluß vermittelt wird; denkbar ist eine circadiane Modulation zentraler Neurotransmitter-Aktivitäten, die mit entsprechenden Schwankungen endokrinologischer Parameter einhergehen könnte.

Als dritter Faktor läßt sich ein *"homöostatischer Prozeß"* postulieren. Dieser Faktor könnte antidepressiv bzw. depressions-präventiv wirken, seine Wirksamkeit nähme mit der Dauer des Wachzustandes zu. Der Faktor könnte jedoch auch depressiogener Natur sein und in seinem Effekt mit der Dauer des Schlafzustandes korrelieren. Es gibt etliche empirische Evidenzen für die Mitbeteiligung eines "homöostatischen" Faktors bei den hier diskutierten Effekten; die Befunde sprechen allerdings nicht für eine stetige Beziehung zwischen Schlaf- oder Wachdauer

3.4 Versuch einer Integration

und klinischer Wirkung, sondern legen vielmehr die Annahme eines "depressiogenen" oder "antidepressiven" Schwellenwertes nahe.

Es ist zu vermuten, daß beim Zustandekommen sowohl der antidepressiven Wirkung von Schlafentzug als auch des depressiogenen Effektes von Schlaf alle drei Faktoren miteinander interagieren. Der dispositionale Faktor könnte eine notwendige, aber nicht hinreichende Vorbedingung für die Wirkung der anderen, mehr situationsbezogenen Einflußgrößen darstellen. In einer gegebenen Situation müßte für die Wirksamkeit des Schlafentzuges eine günstige Phasenlage des circadianen mit einem förderlichen Niveau des homöostatischen Faktors zusammenfallen. Eine depressiogene Wirkung von Schlaf ist nur dann zu erwarten, wenn er zu einem ungünstigen Zeitpunkt erfolgt und zugleich der homöostatische Faktor entweder kein ausreichend "protektives" Niveau hat oder sich im "depressiogenen Bereich" befindet.

Keine dieser Einflußgrößen muß depressionsspezifisch sein. Inwieweit es sich beispielsweise bei dem dispositionalen Faktor um einen echten "trait", d.h. ein auch den Depressionszustand überdauerndes individuelles Merkmal handelt, ist derzeit nicht zu beantworten; zur Klärung dieser Frage wären Längsschnittuntersuchungen erforderlich, die die Reagibilität auf Manipulationen von Schlafen und Wachen auch im *remittierten* Zustand zum Gegenstand haben müßten. Ebenso könnte der circadiane Faktor depressions-unspezifisch sein; auch bei Gesunden gibt es circadiane Schwankungen der Befindlichkeit. Der beteiligte "homöostatische" Faktor muß auch nicht an den Depressionszustand gebunden sein. Die klinischen Wirkungen der verschiedenen Manipulationen des Schlaf-Wach-Rhythmus bei depressiven Patienten sind möglicherweise lediglich eine wesentlich stärker akzentuierte Form jener Einflüsse von Schlaf und Schlafentzug auf die Befindlichkeit, wie sie sich auch bei gesunden Personen finden; allerdings sind sie bei diesen subtiler und damit durch Vigilanzschwankungen und andere Einflüsse auch leichter maskierbar.

Zweifellos wird die weitere Erforschung der Wirkmechanismen des therapeutischen Schlafentzuges beitragen zum besseren Verständnis der Pathophysiologie der Depression; es ist jedoch auch zu erwarten, daß sie helfen wird, die gleichermaßen ungeklärten Wirkungen von Schlaf und Schlafentzug auf gesunde Individuen zu verstehen. Die dringend geboten erscheinende stärkere Verknüpfung der psychiatrischen Schlafentzugsforschung mit der humanexperimentellen Grundlagenforschung auf diesem Gebiet dürfte für beide Seiten fruchtbar sein.

4 Zusammenfassung

Schlafentzug hat häufig eine vorübergehende therapeutische Wirkung bei depressiven Patienten. Die Wirkung entwickelt sich innerhalb weniger Stunden und unterscheidet sich damit stark von dem nur allmählich sich entfaltenden Effekt anderer antidepressiver Behandlungsverfahren. In der Regel kommt es während des auf den Schlafentzug folgenden Nachtschlafes zu einem Rezidiv, was den klinischen Nutzen dieser Methode stark einschränkt. Dies schmälert jedoch nicht die Bedeutung des therapeutischen Schlafentzugs als eines wichtigen experimentellen Paradigmas in der Depressionsforschung.

Der beim Schlafentzug wirksame antidepressive Mechanismus ist bislang ungeklärt geblieben. Eine Vielzahl demographischer, klinischer und neurobiologischer Variablen wurde in Hinblick auf ihren Zusammenhang mit dem Ansprechen auf Schlafentzug untersucht. Nur wenige stellten sich dabei als Response-Prädiktoren heraus, wie etwa eine verkürzte REM-Latenz in der dem Schlafentzug vorangehenden Nacht sowie das Auftreten von Tagesschwankungen der Befindlichkeit.

Im vorliegenden Buch wird eine Reihe von Studien zum Schlafentzug bei depressiven Patienten vorgestellt, in denen die in diesem Bereich übliche Forschungsmethodik in zwei verschiedene Richtungen weiterentwickelt wurde: in einer Studie wurde die Wirkungen mehrfach wiederholter totaler Schlafentzüge untersucht, während in einer Serie weiterer Studien die Reversibilität der Schlafentzugs-Wirkung durch Tagschlaf untersucht wurde.

Die Ergebnisse lassen sich folgendermaßen zusammenfassen:

- Jeder einzelne von mehreren wiederholten Schlafentzügen hat im Mittel einen antidepressiven Effekt. Es zeigt sich weder eine Tendenz zur Zunahme der Wirkung (im Sinne einer "Sensibilisierung" für diese Behandlungsmethode) noch zum Nachlassen des Effektes (im Sinne einer "Toleranzentwicklung"). Nach jeweils zwei bis drei intermittierenden Nächten mit normalem Schlaf ist in den Depressions-Scores kein residualer Effekt des vorangegangenen Schlafentzugs mehr zu erkennen. Unsere Studie ergibt keinen Hinweis darauf, daß wiederholte Schlafentzüge den Wirkungseintritt eines gleichzeitig gegebenen Antidepressivums beschleunigen.

- Interindividuell bestehen große Unterschiede in der Reagibilität auf Schlafentzug. Doch auch intraindividuell lassen sich Schwankungen in der Ansprechbarkeit auf wiederholte Schlafentzüge erkennen.

- Häufiges Auftreten von Tagesschwankungen der Befindlichkeit korreliert hoch mit der Tendenz, auf mehrfache Schlafentzüge anzusprechen; auch das Auftreten einzelner Tagesschwankungen ist prädiktiv für das Ansprechen auf einen unmittelbar folgenden Schlafentzug.
- Psychologische Variablen wie Vorinformation, Erwartungen oder Motivationslage spielen für das Ansprechen auf Schlafentzug keine nennenswerte Rolle.
- Von den in den Nächten vor den Schlafentzügen gemessenen Schlafvariablen ist nur eine verkürzte REM-Latenz ein (wenn auch schwacher) Prädiktor für die Response.
- Bei Respondern auf Schlafentzug treten nach Tagschlafepisoden ("naps") ausgeprägte Rückfälle auf. Bei Nonrespondern sind die klinischen Wirkungen von "naps" wesentlich schwächer ausgeprägt.
- Schlaf-induzierte Rezidive nach erfolgreichem Schlafentzug treten am häufigsten morgens auf, während Tagschlaf-Episoden am Nachmittag wesentlich besser toleriert werden.
- Längere "naps" sind insgesamt mit einem geringeren Rezidiv-Risiko behaftet als kürzere.
- Der REM-Schlaf-Anteil eines "naps" ist nicht entscheidend für depressiogene Wirkungen. Der Tiefschlafanteil korreliert nicht mit dem klinischen Effekt.

Angesichts dieser Ergebnisse und der vorliegenden Hypothesen sei folgendes Modell für die antidepressive Wirkung von Schlafentzug und den depressiogenen Effekt von Schlaf bei depressiven Patienten zur Diskussion gestellt:

Schlafentzug ist eine komplexe therapeutische Maßnahme, die nicht nur die Vermeidung des Schlafzustandes umfaßt. Diese ist jedoch ein an der Wirkung wesentlich beteiligtes Element. Beim Ansprechen auf Schlafentzug sowie bei den schlaf-assoziierten Rezidiven scheint eine interindividuell unterschiedlich ausgeprägte Reagibilität auf Manipulationen des Schlaf-Wach-Rhythmus als *dispositionaler* Faktor eine Rolle zu spielen, der möglicherweise auch mit klinischen Verlaufscharakteristika (Bipolarität, Mehrphasigkeit) zusammenhängt. Ein zweiter, *circadianer* Faktor könnte sich im Auftreten "kritischer Phasen" im Tagesverlauf manifestieren, während derer Schlaf eher depressions-induzierend wirkt als zu anderen Zeiten. Denkbar ist die Vermittlung eines solchen Effektes über eine circadiane Modulation zentraler Neurotransmitter-Aktivitäten. Ein dritter beteiligter Faktor könnte *"homöostatischer"* Natur sein. Postuliert wir entweder ein antidepressiv wirksamer Faktor, dessen Einfluß mit längerer Wachdauer steigt, oder aber ein depressiogener Faktor, der mit längerer Schlafzeit an Stärke gewinnt.

Es ist zu vermuten, daß beim Zustandekommen sowohl der antidepressiven Wirkung von Schlafentzug als auch des depressiogenen Effektes von Schlaf alle drei Faktoren miteinander interagieren. Der dispositionale Faktor könnte eine notwendige, aber nicht hinreichende Vorbedingung für die Wirkung der anderen, mehr situationsbezogenen Einflußgrößen darstellen. Keiner der beteiligten Faktoren muß depressionsspezifisch sein. Die klinischen Wirkungen der verschiedenen Manipulationen des Schlaf-Wach-Rhythmus bei depressiven

Patienten sind möglicherweise lediglich eine wesentlich stärker akzentuierte Form jener Einflüsse von Schlaf und Schlafentzug auf die Befindlichkeit, die sich auch bei gesunden Personen beobachten lassen, wenn auch in viel subtilerer - und damit durch Vigilanzschwankungen und andere Einflüsse leichter maskierbarer - Weise.

Zur Klärung der komplexen Zusammenhänge und zur Überprüfung dieser Modellannahmen erscheint eine stärkere Verknüpfung der psychiatrischen Schlafentzugsforschung mit humanexperimenteller Grundlagenforschung geboten.

Literatur

Adrien J, Maudhuit C, Martin P (1992) Antidepressant-like effects of paradoxical sleep deprivation in the learned helplessness paradigm. J Sleep Res 1 (Suppl.1):2

American Psychiatric Association (APA) (ed) (1987) Diagnostic and Statistical Manual of Mental Disorders (3rd edition - revised) (DSM-III-R). Washington DC

Amin M (1978) Response to sleep deprivation and therapeutic results with antidepressants. Lancet 2:165

Amin MM, Khalid R, Khan P (1980) Relationship between sleep deprivation and urinary MHPG levels. Int Pharmacopsychiat 15:81-85

Aserinsky E, Kleitman N (1953) Regularly occurring periods of eye motility concomitant phenomena during sleep. Science 118:273-274

Avery DH, Wildschiodtz G, Rafaelsen O (1986) REM latency and core temperature relationships in primary depression. Acta Psychiatr Scand 74:269-280

Babkoff H, Caspy T, Miculincer M (1991a) Monotonic and rhythmic influences: a challenge for sleep deprivation research. Psychological Bulletin 109:411-428

Babkoff H, Caspy T, Mikulincer M (1991b) Subjective sleepiness ratings: the effects of sleep deprivation, circadian rhythmicity and cognitive performance. Sleep 14:534-539

Babkoff H, Sing HC, Thorne DR, Genser SG, Hegge FW (1989) Perceptual distortions and hallucinations reported during the course of sleep deprivation. Percept Mot Skills 68: 787-798

Baumgartner A, Haug HJ (1988) Thyroid hormones during sleep deprivation. Biol Psychiatry 23:537-538

Baumgartner A, Riemann D, Berger M (1990) Neuroendocrinological investigations during sleep deprivation in depression. II. Longitudinal measurement of thyrotropin, TH, cortisol, prolactin, GH, and LH during sleep and sleep deprivation. Biol Psychiatry 28:569-587

Baxter LR (1985) Can lithium carbonate prolong the antidepressant effect of sleep deprivation? Arch Gen Psychiatry 42:635

Baxter LR, Liston EH, Altshuler LL, Wilkins JN, Richeimer S, Guze BH (1986) Prolongation of the antidepressant response to partial sleep deprivation by lithium. Psychiatry Res 19:17-23

Bech P, Gram LF, Dein E, Jacobsen O, Vitger J, Bolwig TG (1975) Quantitative rating of depressive states. Acta Psychiat Scand 51:161-170

Bemmel AL van, Hoofdakker R van den (1981) Maintenance of therapeutic effects of total sleep deprivation by limitation of subsequent sleep. Acta Psychiat Scand 63:453-462

Benca RM, Obermeyer WH, Thisted RA, Gillin JC (1992) Sleep and psychiatric disorder. A meta-analysis. Arch Gen Psychiatry 49:651-668

Berger M, Fleckenstein P, Riemann D, Müller WE (1990) Experimental approaches for testing the cholinergic-noradrenergic imbalance hypothesis of affective disorders. In:

Bunney W, Hippius H, Laakmann G, Schmauss M (eds) Psychopharmacology. Springer, Berlin Heidelberg New York, pp 208-219

Berger M, Klein HE (1984) Der Dexamethason-Suppressions-Test: ein biologischer Marker der endogenen Depression? Eur Arch Psychiatr Neurol Sci 234:137-146

Berger M, Lund R, Bronisch T, Zerssen D von (1983a) REM latency in neurotic and endogenous depression and the cholinergic REM induction test. Psychiatry Research 10:113-123

Berger M, Lund R, Emrich H, Riemann D (1983b) The value of sleep variables as differential diagnostic or prognostic tools in depression. Sleep Res 12:199

Berger M, Riemann D, Höchli D, Spiegel R (1989) The cholinergic REM sleep induction test with RS 86: state- or trait marker of depression? Arch Gen Psychiatry 46:421-428

Bertolucci PH, Andrade LA, Lima JG, Carlini EA (1987) Total sleep deprivation and Parkinson disease. Arq Neuropsiquiatr 45:224-230

Bezzi G, Pinelli P, Tosca P (1981) Motor reactivity, pain threshold and effects of sleep deprivation in unipolar depressives. Psychiatria Clin 14:150-160

Bhanji S, Roy GA (1975) The treatment of psychotic depression by sleep deprivation: a replication study. Brit J Psychiatry 127:222-226

Bhanji S, Roy GA, Baulieu C (1978) Analysis of mood change during and following sleep deprivation therapy. Acta psychiat scand 58:379-383

Billiard M (1987) Lithium carbonate: effects on sleep patterns of normal and depressed subjects and its use in sleep-wake pathology. Pharmacopsychiat 20:195-196

Bojanovsky J, Pflug B, Tölle R, Uber T (1973) Vegetative Effekte des therapeutisch angewandten Schlafentzuges bei Depressiven. Nervenarzt 44:161-163

Bojanovsky J, Tölle R (1973) Der Einfluß der antidepressiven Therapie auf das gestörte Zeiterleben depressiver Patienten. Psychiat Clin 6:321-329

Bonnet MH (1985) Effect of sleep disruption on sleep, performance, and mood. Sleep 8:11-19

Borbély AA (1982) A two process model of sleep regulation. Human Neurobiol 1:195-204

Borbély AA (1987) The S-deficiency hypothesis of depression and the two-process model of sleep regulation. Pharmacopsychiat 20:23-29

Borbély AA, Wirz-Justice A (1982) Sleep, sleep deprivation and depression. Human Neurobiol 1:205-210

Bouhuys AL (1991) Towards a model of mood responses to sleep deprivation in depressed patients. Biol Psychiatry 29:600-612

Bouhuys AL, Beersma DGM, Flentge F, Hoofdakker R van den (1985) "Activation" as a predictor of the antidepressive effect of sleep deprivation in depressives. In: Koella WP, Rüther E, Schulz H (eds) Sleep '84. Gustav Fischer, Stuttgart New York, pp 400-402

Bouhuys AL, Beersma DGM, Hoofdakker R van den (1989) Observed behavior as a predictor of the response to sleep deprivation in depressed patients. Psychiatry Research 28:47-61

Bouhuys AL, Flentge F, Hoofdakker R van den (1990a) Effects of total sleep deprivation on urinary cortisol, self-rated arousal and mood in depressed patients. Psychiatry Res 34:149-162

Bouhuys AL, Schutte HK, Beersma DGM, Nieboer GLJ (1990b) Relations between depressed mood and vocal parameters before, during and after sleep deprivation: a circadian rhythm study. J Affective Disord 19:249-258

Brunet D, Nish D, MacLean AW, Coulter M, Knowles JB (1988) The time course of 'process S': comparison of visually scored slow wave sleep and power spectral analysis. Electroencephalography Clin Neurophysiology 70:278-280

Buchsbaum MS, Gerner R, Post RM (1981) The effect of sleep deprivation on average evoked responses in depressed patients and in normals. Biol Psychiatry 16:351-363

Buchsbaum MS, Gillin JC, Wu J, Hazlett E, Sicotte N, Dupont RM, Bunney WE (1989) Regional cerebral glucose metabolic rate in human sleep assessed by positron emission tomography. Life Sci 45, 1349-1354

Buddeberg C, Dittrich A (1978) Psychologische Aspekte des Schlafentzugs. Eine kontrollierte Studie an Depressiven und Gesunden. Arch Psychiatr Nervenkr 225:249-261

Bühler KE, Bühler H (1980) Über den Einfluß von Schlafentzug und Ermüdung auf die Stimmung von phasisch-depressiven und gesunden Versuchspersonen. Schweizer Arch Neurol Neurochir Psychiatrie 127:309-322

Burg W van den, Hoofdakker R van den (1975) Total sleep deprivation on endogenous depression. Arch Gen Psychiatry 32:1121-1125

Buysse DD, Reynolds CF, Kupfer DJ, Houck PR, Hoch CC, Stack JA, Berman SR (1988) Electroencephalographic sleep in depressive pseudodementia. Arch Gen Psychiat 45:568-575

Carskadon MA, Mancuso J, Keenan S, Littell S, Littell W, Dement WC (1986) Sleepiness following oversleeping. Sleep Research 15:70

Chen CN (1979) Sleep, depression and antidepressants. Brit J Psychiat 135:385-402

Christodoulou GN, Malliaras DE, Lykouras EP, Papadimitriou GN, Stefanis CN (1978) Possible prophylactic effects of sleep deprivation. Am J Psychiatry 135:375-376

Churchill CM, Dilsaver SC (1990) Partial sleep deprivation to prevent 48-hour mood cycles. Acta Psychiatr Scand 81:398-399

Cole MG, Müller HF (1976) Sleep deprivation in the treatment of elderly depressed patients. Journal of the American Geriatrics Society 24:308-313

Costello CG, Selby MM (1965) The relationships between sleep patterns and reactive and endogenous depression. Brit J Psychiat 111:497-501.

Daiss SR, Bertelson AD, Benjamin LT (1986) Napping versus resting: effects on performance and mood. Psychophysiology 23:82-88

Dallett J (1973) Theories of dream function. Psychol Bull 79:408-416

Demel J, Schubert H, Unterthiner D (1980) Initialsymptome bei depressiven Erkrankungen. Neurol Psychiat 5:263-266

Dement W, Kleitman N (1957) The relation of eye movement during sleep to dream activity: an objective method for the study of dreaming. J Exp Psychol 53:89-97

Dessauer M, Goetze U, Tölle R (1985) Periodic sleep deprivation in drug-refractory depression. Neuropsychobiology 13:111-116

Detre T, Himmelhoch J, Swartzburg M, Anderson CM, Byci R, Kupfer DJ (1972) Hypersomnia and manic-depressive disease. Am J Psychiatry 128:1303-1305

Diaz-Guerrero R, Gottlieb JS, Knott JR (1946) The sleep of patients with manic depressive psychosis, depressive type. Psychosom Med 8:399-404

Dilling H, Mombour W, Schmidt MH (eds) (1991) Internationale Klassifikation psychischer Störungen. ICD-10 Kapitel V (F) Klinisch-diagnostische Leitlinien. Huber, Bern Göttingen Toronto

Dinges DF, Whitehouse WG, Orne EC, Orne MT (1988) The benefits of a nap during prolonged work and wakefulness. Work & Stress 2:139-153

Dreßing H, Riemann D, Gann H, Berger M (1992) The effects of biperiden on nap sleep after sleep deprivation in depressed patients. Neuropsychopharmacology 7:1-5

Duncan WC, Gillin JC, Post RM, Gerner RH, Wehr TA (1980) Relationship between EEG sleep patterns and clinical improvement in depressed patients treated with sleep deprivation. Biol Psychiatry 15:879-889

Ebert D, Feistel H, Barocka A (1991) Effects of sleep deprivation on the limbic system and the frontal lobes in affective disorders: a study with TC-99m-HMPAO SPECT. Psychiatry Research: Neuroimaging 40, 247-251

Elsenga S (1992) Sleep deprivation and depression. Medizinische Dissertation, Universität Groningen (Niederlande)

Elsenga S, Beersma D, Hoofdakker R van den (1990) Total and partial sleep deprivation in clomipramine-treated endogenous depressives. J Psychiat Res 24:111-119

Elsenga S, Hoofdakker R van den (1983) Clinical effects of sleep deprivation and clomipramine in endogenous depression. J Psychiat Res 17:361-374

Elsenga S, Hoofdakker R van den (1985) Clinical effects of several sleep/wake manipulations on endogenous depression. Sleep Research 14:326

Elsenga S, Hoofdakker R van den (1987) Response to total sleep deprivation and clomipramine in endogenous depression. J Psychiat Res 21:157-161

Elsenga S, Hoofdakker R van den (1988) Body core temperature and depression during total sleep deprivation in depressives. Biol Psychiatry 24:531-540

Fähndrich E (1981) Effects of sleep deprivation on depressed patients of different nosological groups. Psychiatry Research 5:277-285

Fähndrich E (1982) Schlafentzugs-Behandlung depressiver Syndrome bei schizophrener Grunderkrankung. Nervenarzt 53:279-283

Fähndrich E (1983) Effect of sleep deprivation as a predictor of treatment response to antidepressant medication. Acta Psychiatr Scand 68:341-344

Fähndrich E (1986) Biological predictors of success of antidepressant drug therapy. Psychiatry Dev 2:151-171

Fähndrich E, Haug HJ (1988a) Delusional depression - a distinct illness. Pharmacopsychiatry 21:407-409

Fähndrich E, Haug HJ (1988b) Diurnal variations of mood in psychiatric patients of different nosological groups. Neuropsychobiology 20:141-144

Feinberg J, Carroll BJ (1984) Biological "markers" for endogenous depression. Arch Gen Psychiat 41:1080-1085

Fischer H, Telger K, Tölle R (1990) Wachtherapie als Gruppenbehandlung. Fundamenta Psychiatrica 4:69-73.

Foulkes D (1962) Dream reports from different stages of sleep. J Abnorm Soc Psychol 65:14-25.

Gerner RH, Post RM, Gillin JC, Bunney WE (1979) Biological and behavioral effects of one night's sleep deprivation in depressed patients and normals. J Psychiat Res 15:21-40

Giedke H (1988) The effect of afternoon naps on mood in depressive patients after therapeutic sleep deprivation. In: Koella WP, Obál F, Schulz H, Visser P (eds) Sleep '86. Gustav Fischer, Stuttgart New York, pp 451-453

Giedke H Geilenkirchen R, Hauser M (1992) Early and late partial sleep deprivation in depression. J Sleep Res 1(Suppl1):81

Gillberg M, Akerstedt T (1981) Sleep deprivation in normals - some psychological and biochemical data from three studies. In: Koella WP (ed) Sleep 1980. Karger, Basel, pp 16-22

Gillberg M, Akerstedt T (1983) Effect of a 1-hour nap on performance following restricted sleep. In : Koella WP (ed) Sleep 1982. Karger, Basel, pp 392-394

Gillin JC (1983) The sleep therapies of depression. Prog Neuro-Psychopharmacol & Biol Psychiat 7:351-364

Gillin JC (1987) Sleep reduction: factor in the genesis of mania? Am J Psychiatry 144:1248-1249

Gillin JC, Kripke DF, Janowsky DS, Risch SC (1989) Effects of brief naps on mood and sleep in sleep-deprived depressed patients Psychiatry Research 27:253-265.
Globus GG (1969) A syndrome associated with sleeping late. Psychosomatic Medicine 31:528-535
Goetze U, Tölle R (1981) Antidepressive Wirkung des partiellen Schlafentzuges während der 1.Hälfte der Nacht. Psychiatria Clin 14:129-149
Goetze U, Tölle R (1987) Circadian rhythm of free urinary cortisol, temperature and heart rate in endogenous depressives and under antidepressant therapy. Neuropsychobiology 18:175-184
Gordijn MCM, Bouhuys AL, Beersma DGM, Reinink E, Hoofdakker R H van den (1992) Diurnal mood variation and sleep deprivation responses in depressed patients, results from a longitudinal design. J Sleep Res 1(Suppl1):84
Greenberg R, Pearlman C (1975) REM sleep and the analytical process: a psychophysiological bridge. Psychoanal Quar 44:392-403
Gresham SC, Agnew HW, Williams RL (1965) The sleep of depressed patients. Arch Gen Psychiat 13:503-507
Grube M, Hartwich P (1990) Maintenance of antidepressant effect of sleep deprivation with the help of lithium. Eur Arch Psychiatry Clin Neurosci 240:60-61
Grunhaus L, Tiongco D, Pande A, Eiser A, Haskett RF, Greden JF, Shipley JE (1987) Monitoring of antidepressant response to ECT with polysomnographic recordings and the dexamethasone suppression test. Psychiat Res 24:177-185
Gunderson GH, Dunne PB, Feyer T (1973). Sleep deprivation seizures. Neurology 23:678-686
Halberg F (1968) Physiologic considerations underlying rhythmometry, with special reference to emotional illness. In: Ajuriaguerra J de (ed) Cycles Biologiques et Psychiatrie. Symposium Bel-Air III. Masson, Paris, pp 73-126
Hamilton M (1967) Development of a rating scale for depression. Brit J Soc Clin Psychol 6:278-296
Hartmann E (1968) Longitudinal studies of sleep and dream patterns in manic-depressive patients. Arch Gen Psychiat 19:312-329
Haug HJ (1992) Prediction of sleep deprivation outcome by diurnal variation of mood. Biol Psychiatry 31:271-278
Haug HJ, Fähndrich E (1988) A turning point for mood during sleep deprivation therapy - does it exist? Pharmacopsychiatry 21:418-419
Heinroth JCA (1818) Lehrbuch der Störungen des Seelenlebens oder der Seelenstörungen und ihrer Behandlung. Fr.Chr.Wilh.Vogel, Leipzig
Herscovitch J, Stuss D, Broughton R (1980) Changes in cognitive processing following short-term cumulative partial sleep deprivation and recovery oversleeping. J Clin Neuropsychol 2:301-319
Hiller W, Zerssen D von, Mombour W, Wittchen HU (1986) Inpatient Multidimensional Psychiatric Scale (IMPS deutsche Version). Manual und Testbögen. Beltz Test, Weinheim
Hinton JM (1963) Patterns of insomnia in depressive states. J Neurol Neurosurg Psychiat 26:184-189
Hobson JA, Lydic R, Baghdoyan HA (1986) Evolving concepts of sleep cycle generation: from brain centers to neuronal populations. Behav Brain Sci 9:371-448
Hobson JA, McCarley RW, Wyzinski PW (1975) Sleep cycle oscillation: reciprocal discharge by two brainstem neuronal groups. Science 189:55-58
Höchli D, Trachsler E, Luckner N von, Woggon B (1985) Partial sleep deprivation therapy

of depressive syndromes in schizophrenic disorders. Pharmacopsychiatry 18:134-135

Hohagen F, Lis S, Krieger S, Winkelmann G, Riemann D, Fritsch-Montero R, Rey E, Aldenhoff J, Berger M (1994) Sleep EEG of patients with obsessive-compulsive disorder. Eur Arch Psychiatry Clin Neurosci 243:273-278

Holsboer-Trachsler E, Ernst K (1986) Sustained antidepressive effect of repeated partial sleep deprivation. Psychopathology 19:172-176

Holsboer-Trachsler E, Hemmeter U, Hatzinger M, Seifritz E, Gerhard U, Hobi V (1994) Sleep deprivation and bright light as potential augmentors of antidepressant drug treatment - neurobiological and psychometric assessment of course. J Psychiatr Research 28:381-399

Holsboer-Trachsler E, Wiedemann K, Holsboer F (1988) Serial partial sleep deprivation in depression - clinical effects and dexamethasone suppression test results. Neuropsychobiology 19:73-78

Hoofdakker R van den, Beersma DGM (1988) On the contribution of sleep wake physiology to the explanation and the treatment of depression. Acta Psychiat Scand 77 (Suppl 341):53-71

Hoofdakker R van den, Bouhuys A L, Beersma D G M (1989) The effects of sleep deprivation and sleep on depressive mood and subjective arousal. Biol Psychiat 26:733-736

Hoofdakker R van den, Beersma DGM, Dijk DJ (1986) Sleep disorders in depression. Eur Neurol 25:66-70

Horne JA (1988) Why we sleep. The functions of sleep in humans and other mammals. Oxford University Press, Oxford

Horne JA (1991) Dimensions to sleepiness. In Monk TH (ed) Sleep, sleepiness and performance. Wiley, Chichester, pp 169-196

Horne JA (1992) Sleep disturbance, sleepiness and recuperation. J Sleep Res 1(Suppl1):101

Hudson JI, Lipinski JF, Frankenburg FR, Grochocinski VJ, Kupfer DJ (1988) Electroencephalographic sleep in mania. Arch Gen Psychiatry 45:267-273

Insel TR, Gillin JC, Moore A, Wallace BM, Loewenstein RJ, Murphy DL (1982) The sleep of patients with obsessive-compulsive disorder. Arch Gen Psychiat 39:1372-1377

Janowsky DS, El-Yousef MK, Davis JM, Sekerke HJ (1972) A cholinergic-adrenergic hypothesis of mania and depression. Lancet ii:632-635

Janowsky DS, Risch SC (1986) Adrenergic-cholinergic balance and affective disorders. In: Rush AJ, Altshuler KZ (eds) Depression - basic mechanisms, diagnosis, and treatment. The Guilford Press, New York London, pp 84-101

Jimerson DC, Lynch HJ, Post RM, Wurtman RJ, Bunney WE (1977) Urinary melatonin rhythms during sleep deprivation in depressed patients and normals. Life Sciences 20:1501-1508

Joffe R, Brown P, Bienenstock A, Mitton J (1984) Neuroendocrine predictors of the antidepressant effects of partial sleep deprivation. Biol Psychiatry 19:347-352

Joffe RT, Swinson RP (1988) Total sleep deprivation in patients with obsessive-compulsive disorder. Acta psychiatr Scand 77:483-487

Johnson LC (1969) Psychological and physiological changes following total sleep deprivation. In: Kales A (ed) Sleep: Physiology and pathology. Lippincott, Philadelphia Toronto, pp 206-220

Johnson LC (1982) Sleep deprivation and performance. In: Webb WB (ed), Biological rhythms, sleep, and performance. Wiley, London, pp 111-141

Jovanovic UJ, Liebaldt GP, Muhl M, Nippert M, Stöcker G, Stumkat E (1971) Längerer Schlafentzug und seine Begleiterscheinungen. Arch Psychiat Nervenkr 214:183-202

Kaschka WP, Marienhagen J, Bratenstein P (1989) Total sleep deprivation and thyroid function in depression. Psychiatry Res 29:231-234
Kasper S, Katzinski L, Lenarz T, Richter P (1988e) Auditory evoked potentials and total sleep deprivation in depressed patients. Psychiatry Research 25:92-100
Kasper S, Moises HW, Beckmann H (1983) Dexamethasone suppression test combined with total sleep deprivation in depressed patients. Psychiatria Clin 16:17-25
Kasper S, Sack DA, Wehr TA (1990b) Neuroendokrinologische und klinische Befunde des therapeutischen Schlafentzuges bei Resistenz auf Antidepressiva. Fortschr Neurol Psychiat 58:40-41
Kasper S, Sack DA, Wehr TA, Kick H, Voll G, Vieira A (1988d) Nocturnal TSH and prolactin secretion during sleep deprivation and prediction of antidepressant response in patients with major depression. Biol Psychiatry 24:631-641
Kasper S, Vieira A, Schmidt R, Richter P (1990a) Multiple hormone responses to stimulation with dl-fenfluramine in patients with major depression before and after antidepressive treatment. Pharmacopsychiat 23:76-84
Kasper S, Vieira A, Wehr TA, Schmidt R, Kick H, Voll G, Murphy DL (1988c) Serotonergically induced hormonal responses and the antidepressant effect of total sleep deprivation in patients with major depression. Psychopharmacology Bulletin 24:450-453
Kasper S, Wehr TA, Rosenthal NE (1988a) Saisonal abhängige Depressionsformen (SAD). I Grundlagen und klinische Beschreibung des Syndroms. Nervenarzt 59:191-199
Kasper S, Wehr TA, Rosenthal NE (1988b) Saisonal abhängige Depressionsformen (SAD). II Beeinflussung durch Phototherapie und biologische Ergebnisse. Nervenarzt 59:200-214
Katz JL, Kuperberg A, Pollack CP, Walsh BT, Zumoff B, Weiner H (1984) Is there a relationship between eating disorder and affective disorder? New evidence from sleep recordings. Am J Psychiat 141:753-759
Kemperman CJF, Koolhaas J, Beersma DGM, Hermann PM, Hoofdakker R van den (1989) Towards a valid animal model of depression induced by a social stressor. Regional Congress of the World Federation of Societies of Biological Psychiatry, Jerusalem, 2.-7.4.1989, p 197
Kiloh LG, Garside RF (1963) The independence of neurotic depression and endogenous depression. Brit J Psychiatry 109:451-463
King D, Dowdy S, Jack R, Garner R, Edwards P (1982) The dexamethasone suppression test as a predictor of sleep deprivation antidepressant effects. Psychiatry Res 19:793-799
Knowles JB, Southmayd SE, Delva N, MacLean AW, Cairns J, Letemendia FJ (1979). Five variations of sleep deprivation in a depressed woman. Brit J Psychiatry 135:403-410
Knowles JB, Southmayd SE, Delva N, Prowse A, MacLean AW, Cairns J, Letemendia FJ (1981) Sleep deprivation: outcome of controlled single case studies of depressed patients. Can J Psychiatry 26:330-333
Koranyi EK, Lehmann HE (1960) Experimental sleep deprivation in schizophrenic patients. Ach Gen Psychiatry 2:534-544
Kraft AM, Willner P, Gillin JC, Janowsky D, Neborsky R (1984) Changes in thought content following sleep deprivation in depression. Comprehensive Psychiatry 25:283-289
Kretschmar JH, Peters UH (1973) Schlafentzug zur Behandlung der endogenen Depression. In: Jovanovic U (ed) The nature of sleep. Gustav Fischer, Stuttgart, pp 175-177
Kripke DF (1984) Critical interval hypotheses for depression. Chronobiology international 1:73-80
Kripke DF, Mullaney DJ, Atkinson M, Wolf S (1978) Circadian rhythm disorders in manic-depressives. Biol Psychiat 13:335-351
Kuhs H (1985) Dexamethasone suppression test and sleep deprivation in endogenous

depression. J Affective Disord 9:121-126
Kuhs H, Tölle R (1986) Schlafentzug (Wachtherapie) als Antidepressivum. Fortschr Neurol Psychiat 54:341-355
Kuhs H, Tölle R (1991) Sleep deprivation therapy. Biol Psychiatry 29:1129-1148
Kupfer DJ, Foster FG (1972) Interval between onset of sleep and rapid eye movement sleep as an indicator of depression. Lancet ii:648-649
Kupfer DJ (1976) REM latency: a psychobiological marker for primary depressive disorder. Biological Psychiatry 11:159-174
Kupfer DJ, Gillin JC, Coble PA, Spiker DG, Shaw D, Holzer B (1981) REM sleep naps and depression. Psychiatry Res 5:195-203
Kupfer DJ, Frank E, Grochocinski VJ, Gregor M, McEachran MS (1988) Electroencephalographic sleep profiles in recurrent depression. Arch Gen Psychiatry 45:678-681
Kvist J, Kirkegaard C (1980) Effect of repeated sleep deprivation on clinical symptoms and the TRH test in endogenous depression. Acta Psychiat Scand 62:494-502
Larsen JK, Lindberg ML, Skovgaard B (1976) Sleep deprivation as treatment for endogenous depression. Acta Psychiat Scand 54:167-173
Lauer C, Riemann D, Lund R, Berger M (1987) Shortened REM latency: a consequence of psychological strain? Psychophysiol 24:263-271
Lauer CJ Krieg JC, Garcia-Borreguero D Ozdaglar A, Holsboer F (1992) Panic disorder and major depression: a comparative electroencephalographic sleep study. Psychiatry Research 44:41-54
Leibenluft E, Wehr TA (1992) Is sleep deprivation useful in the treatment of depression? Am J Psychiatry 149:159-168
Letemendia FJJ, Prowse AW, Southmayd SE (1986) Diagnostic applications of sleep deprivation. Can J Psychiatry 31:731-736
Linkowski P, Kerkhofs M, Rielaert C, Mendlewicz J (1986) Sleep during mania in manic-depressive males. Eur Arch Psychiatr Neurol Sci 235:339-341
Loosen PT, Prange AJ (1982) Serum thyrotropin response to thyrotropin-releasing hormone in psychiatric patients. Am J Psychiat 139:405
Loosen P, Ackenheil M, Athen D, Beckmann H, Benkert O, Dittmer T, Hippius H, Matussek N (1974) Schlafentzugsbehandlung endogener Depression. 2.Mitteilung: Vergleich psychopathologischer und biochemischer Parameter. Arzneimittel-Forschung (Drug Research) 24:1075-1077
Loosen P, Merkel U, Amelung U (1976a) Combined sleep deprivation and clomipramine in primary depression. Lancet ii:156-157
Loosen PT, Merkel U, Amelung U (1976b) Kombinierte Schlafentzugs-/Chlorimipramin-Behandlung endogener Depressionen. Arzneimittel-Forschung (Drug Research) 26:1177-1178
Lovett Doust JWL, Christie H (1980) Repeated sleep deprivation as a therapeutic zeitgeber for circular type manic depressive disturbance. Chronobiologia 7:505-511
Lumley M, Roehrs T, Zorick F, Lamphere J, Roth T (1986) The alerting effects of naps in sleep-deprived subjects. Psychophysiology 23:403-408
Lund R, Schulz H, Berger M, Lauer C (1983) REM sleep and body temperature in depressed patients during depression and remission and in control subjects. Sleep Research 12:209
Maevskij AA (1991) Fototerapiia i deprivatsiia sna kak dopolnitelnye metody lecheniia bolnykh bronkhialnoi astmoi (Phototherapy and sleep deprivation as additional methods of treating bronchial asthma patients). Vrach Delo 89-90
Manthey I, Richter G, Richter J, Dreves B, Haiduk A (1983) Untersuchungsansatz und

erste Ergebnisse zur Wirkung des Schlafentzugs beim depressiven Syndrom. Psychiat Neurol Med Psychol Leipzig 35:398-404
Matussek N, Ackenheil M, Athen D, Beckmann H, Benkert O, Dittmer T, Hippius H, Loosen P, Rüther E, Scheller M (1974) Catecholamine metabolism under sleep deprivation therapy of improved and not improved depressed patients. Pharmakopsychiat 7:108-114
Matussek N, Römisch P, Ackenheil M (1977) MHPG excretion during sleep deprivation in endogenous depression. Neuropsychobiology 3:23-29.
McCarley RW (1982) REM sleep and depression: common neurobiological control mechanisms. Am J Psychiatry 139:565-570
McCarley RW, Massaquoi SG (1986) A limit cycle mathematical model of the REM sleep oscillator system. Am J Physiol 251:1011-1029
McGrath MJ, Cohen DB (1978) REM sleep facilitation of adaptive waking behaviour: a review of the literature. Psychological Bulletin 85:24-57
Mendels J, Hawkins DR (1971) Sleep and depression: 4 Longitudinal studies J Nerv Ment Dis 153:251-272
Mendelson WB, Gillin JC, Wyatt RD (1977) Human sleep and its disorders. Plenum Press, New York
Michaelis R, Hofmann E (1973) Zur Phänomenologie und Ätiopathogenese der Hypersomnie bei endogen-phasischen Depressionen. In: Jovanovic U (ed) Die Natur des Schlafs. Gustav Fischer, Stuttgart, pp 190-193
Miculincer M, Babkoff H, Caspy T (1989) The effects of 72 hours of sleep loss on psychological variables. Brit J Psychology 80:145-162
Möller HJ (1991) Outcome criteria in antidepressant drug trials: self-rating versus observer-rating scales. Pharmacopsychiat 24:71-75
Montgomery SA, Asberg M (1979) A new depression scale designed to be sensitive to change. Brit J Psychiat 134:382-389
Müller C, Fialho O (1974) L'agrypnie - un nouveau traitement anti-depresseur. L'Evolut Psychiatr 3:663-670
Müller HU Riemann D, Berger M, Müller WE (1993) The influence of total sleep deprivation on urinary excretion of catecholamine metabolites in major depression. Acta Psychiatr Scand 88:16-20
Naitoh P (1981) Circadian cycles and restorative power of naps. In: Johnson LC, Colquhoun WP, Tepas DI, Colligan MJ (eds) Biological rhythms, sleep and shift work. MTP Press, Lancaster, pp 553-580
Nasrallah HA, Coryell WH (1982) Dexamethasone nonsuppression predicts the antidepressant effects of sleep deprivation. Psychiatry Res 6:61-64
Nicholson AN, Belayvin AJ, Pascoe PA (1989) Modulation of rapid eye movement sleep in humans by drugs that modify monoaminergic and purinergic transmission. Neuropsychopharmacol 2:131-143
Ostenfeld I (1986) Abstinence from night sleep as a treatment for endogenous depressions. Dan Med Bull:33:45-49
Papadimitriou GN, Christodolou GN, Trikkas GM, Malliaris DE, Lykouras EP, Stefanis CN (1981) Sleep deprivation psychoprophylaxis in recurrent affective disorders. Bibliotheca psychiat 160:56-61
Papousek M (1976) Zur Zeitstruktur des Schlafes bei endogener Depression. Arzneimittel-Forschung /Drug Research 26:1062-1064.
Papousek M (1978) Chronobiologische Aspekte des therapeutischen Schlafentzugs bei endogener Depression In: Heimann H, Pflug B (eds) Rhythmusprobleme in der Psych-

iatrie. Gustav Fischer, Stuttgart, pp 51-60

Papousek M, Frank HP, Stöhr H (1975) Sleep deprivation therapy in endogenous depression. Effects on circadian rhythms. In: Koella WP (ed) Sleep 1974. Karger, Basel, pp 474-477

Parry BL, Wehr TA (1987) Therapeutic effect of sleep deprivation in patients with premenstrual syndrome. Am J Psychiatry 144:808-810

Patrick GT, Gilbert JA (1896) On the effects of loss of sleep. Psychological Review 3:469-483

Pflug B (1972) Über den Schlafentzug in der ambulanten Therapie endogener Depressionen. Nervenarzt 43:614-622

Pflug B (1973) Therapeutic aspects of sleep deprivation. In Koella WP (ed) Sleep: Physiology, biochemistry, psychology, pharmacology, clinical implications. Karger, Basel, pp 185-191

Pflug B (1976) The effect of sleep deprivation on depressed patients. Acta Psychiat Scand 53:148-158

Pflug B (1978) The influence of sleep deprivation on the duration of endogenous depressive episodes. Arch Psychiat Nervenkr 225:173-177

Pflug B, Johnsson A, Ekse AT (1981) Manic-depressive states and daily temperature. Some circadian studies. Acta psychiat Scand 63:277-289

Pflug B, Tölle R (1971a) Therapie endogener Depressionen durch Schlafentzug. Praktische und theoretische Konsequenzen. Nervenarzt 42:117-124

Pflug B, Tölle R (1971b) Disturbance of the 24-hour rhythms in endogenous depression and the treatment of endogenous depression by sleep deprivation. Int Pharmacopsychiat 6:187-196

Philipp M (1978) Depressionsverlauf nach Schlafentzug. Nervenarzt 49:120-123

Pollmächer T Lauer C (1992) Physiologie von Schlaf und Schlafregulation. In: Berger M (ed) Handbuch des normalen und gesunden Schlafs. Springer, Berlin, pp 1-44

Post RM, Kotin J, Goodwin FK (1976) Effects of sleep deprivation on mood and central amine metabolism in depressed patients. Arch Gen Psychiatry 33:627-632

Pugnetti L, Colombo A, Cazzullo CL, Leccardi G, Sicuro F, Scarone S (1982) Daytime sleep patterns of primary depressives: a morning nap study. Psychiatry Res 7:287-298

Rechtschaffen A, Bergmann BM, Everson CA, Kushida CA, Gilliland MA (1989) Sleep deprivation in the rat: X. Integration and discussion of the findings. Sleep 12:68-87

Rechtschaffen A, Kales A (1968) A manual of standardized terminology, techniques and scoring system for sleep stages of human subjects. US Government Printing Office (Public Health Service), Washington

Reinink E, Bouhuys N, Wirz-Justice A, Hoofdakker R van den (1990) Prediction of the antidepressant response to total sleep deprivation by diurnal variation of mood. Psychiatry Research 32:113-124

Reynolds CF, Houck PR, Hoch CC, Stack JA, Sewitch DE, Berman SR Kupfer DJ (1986) Effects of 36-hour sleep deprivation on recovery sleep and mood in healthy elderly men and women. Sleep Research 15:220

Reynolds CF, Kupfer DJ, Taska LS, Hoch CH, Sewitch DE, Grochocinski VJ (1985) Slow wave sleep in elderly depressed, demented and healthy subjects. Sleep 2:155-159

Reynolds CF, Kupfer DJ, Hoch CC, Stack JA, Houck PA, Berman SR (1987) Sleep deprivation effects in older endogenous depressed patients. Psychiatry Res 21, 95-109

Reynolds CF, Buysse DJ, Kupfer DJ, Hoch CC, Houck PR, Matzzie J, George CJ (1990) Rapid eye movement sleep deprivation as a probe in elderly subjects. Arch Gen Psychiatry 47:1128-1136

Riemann D, Berger M (1989) EEG sleep in depression and in remission and the REM sleep response to the cholinergic agonist RS 86. Neuropsychopharmacology 2:145-152

Riemann D, Berger M (1990) The effects of total sleep deprivation and subsequent treatment with clomipramine on depressive symptoms and sleep electroencephalography in patients with a major depressive disorder. Acta Psychiatr Scand 81:24-31

Riemann D, Gann H, Hohagen F, Olbrich R, Fleckenstein P, Berger M (1990a) REM sleep in depression, anxiety disorders and schizophrenia. The influence of cholinergic stimulation with RS 86. In: Horne J (ed), Sleep '90. Pontenagel Press, Bochum, pp 235-237

Riemann D, Hohagen F, Vollmann J, Lohner H, König A, Faller C, Edali N, Berger M (1995) Behandlung von Depressionen mit Schlafentzug und Schlafphasenvorverlagerung. Fortschr Neurol Psychiatrie

Riemann D, Joy D, Höchli D, Lauer C, Zulley J, Berger M (1988b) The influence of the cholinergic agonist RS86 on sleep with regard to gender and age. Psychiat Res 24:137-147

Riemann D, Löw H, Schredl M, Wiegand M, Dippel B, Berger M (1990c) Investigations of morning and laboratory dream recall and content in depressive patients during baseline conditions and under antidepressive treatent with trimipramine. Psychiatr J Univ Ottawa 15:93-99

Riemann D, Wiegand M, Berger M (1987) Psychologische Untersuchungen zur Traumaktivität depressiver Patienten. In: Rüther E, Berger M (eds) Depression - Schlaf - Antidepressiva. Neue Ergebnisse aus Forschung und Praxis. Perimed, Erlangen, pp 19-29

Riemann D, Wiegand M, Berger M (1990b) Are there predictors for sleep deprivation response in depressed patients? Biol Psychiatry 29:707-710.

Riemann D, Wiegand M, Majer-Trendel K, Dippel B, Berger M (1988a) Dream recall and dream content in depressive patients, patients with anorexia nervosa and healthy controls. In: Koella WP, Obál F, Schulz H, Visser P (eds) Sleep '86. Gustav Fischer, Stuttgart, pp 373-375

Rosenthal NE, Sack DA, Gillin JC, Lewy AJ, Goodwin FK, Davenport Y, Mueller PS, Newsome DA, Wehr TA (1984) Seasonal affective disorder. A description of the syndrome and preliminary findings with light therapy. Arch Gen Psychiatry 41:72-80

Roy-Byrne PP, Uhde TW, Post R (1986) Effects of one night's sleep deprivation on mood and behavior in panic disorder. Arch Gen Psychiatry 43, 895-899

Roy-Byrne PR, Uhde TW, Post RM (1984) Antidepressant effects of one night's sleep deprivation: clinical and theoretical implications In: Post RM, Ballenger JC (eds) Neurobiology of mood disorders. Frontiers of clinical neuroscience, vol1. Williams Wilkins, Baltimore London, pp 817-835

Rudolf GAE, Schilgen B, Tölle R (1977) Antidepressive Behandlung mittels Schlafentzug. Nervenarzt 48:1-11

Rudolf GAE, Tölle R (1978a) Sleep deprivation and circadian rhythm in depression. Psychiatria clin 11:198-212

Rudolf GAE, Tölle R (1978b) The course of the night with total sleep deprivation as antidepressant therapy. Waking and sleeping 2:83-91

Rush AJ, Giles DE, Roffwarg HP, Parker CR (1982) Sleep EEG and dexamethasone suppression test findings in outpatients with unipolar major depressive disorder. Biol Psychiat 17:327-341

Sack DA, Duncan W, Rosenthal NE, Mendelson WE, Wehr TA (1988a) The timing and duration of sleep in partial sleep deprivation therapy of depression. Acta Psychiatr Scand

77:219-224

Sack DA, James SP, Rosenthal NE, Wehr TA (1988b) Deficient nocturnal surge of TSH secretion during sleep and sleep deprivation in rapid-cycling bipolar illness. Psychiatry Research 23:179-191

Sack DA, Nurnberger J, Rosenthal NE, Ashburn E, Wehr TA (1985) Potentiation of antidepressant medications by phase advance of the sleep-wake cycle. Am J Psychiatry 142:606-608

Scheyen D van (1977) Slaapdeprivatie bij de behandling van unipolare (endogene) vitale depressies. Ned T Geneesk 121:564-568

Schilgen B, Tölle R (1980) Partial sleep deprivation as therapy for depression. Arch Gen Psychiatry 37:267-271

Schmocker M, Baumann P, Reyero F, Heimann H (1975) Der Schlafentzug. Eine klinische, psychophysiologische und biochemische Untersuchung. Arch Psychiat Nervenkr 221:111-122.

Schulte W (1944) Die anfallprovozierende Wirkung ungewohnten Schlafentzuges. Münch Med Wschr 91:1-5

Schulte W (1959) Der Schlafentzug und seine Folgen. Med Klin 54:969-973

Schulte W (1966). Kombinierte Psycho- und Pharmakotherapie bei Melancholikern. In: Kranz H, Petrilowitsch N (eds): Probleme der pharmakopsychiatrischen Kombinations- und Langzeitbehandlung. Rothenburger Gespräch. Karger, Basel New York, pp 150-169

Schulte W (1971) Zum Problem der Provokation und Kupierung von melancholischen Phasen. Schweizer Arch Neurol, Neurochir Psychiatrie 109:427-435

Sitaram N, Nurnberger JI, Gershon ES, Gillin J (1982) Cholinergic regulation of mood and REM sleep: potential model and marker of vulnerability to affective disorder. Am J Psychiatry 139:571-576

Sitaram N, Gillin JC, Bunney WE (1984) Cholinergic and catecholaminergic receptor sensitivity in affective illness: strategy and theory. In: Post RM, Ballenger JC (eds) Neurobiology of mood disorders. Williams and Wilkins, Baltimore, pp 629-251

Snyder F (1972) NIH studies of EEG sleep in affective illness In: Williams TA, Katz MM, Shield JA (eds) Recent advances in the psychobiology of the depressive illness. US Government Printing Office, Washington, pp 171-192

Soldatos CR, Madianos MG, Vlachonikolis IG (1983) Early afternoon napping: a fading Greek habit. In: Koella WP (ed) Sleep 1982. Karger, Basel, pp 202-205

Souetre E, Salvati E, Belugoug JL, Pringuey D, Candito M, Krebs B, Ardisson JL, Darcourt G (1989) Circadian rhythms in depression and recovery: evidence for blunted amplitude as the main chronobiological abnormality. Psychiat Res 28:263-278

Souetre E, Salvati E, Pringuey D, Plasse Y, Savelli M, Darcourt G (1987) Antidepressant effects of the sleep/wake cycle phase advance. J Affect Disord 12:41-46

Southmayd SE, Cairns J, Brunet DG (1987a) Antidepressant response to sleep deprivation in relation to psychophysiologically defined wakefulness. Sleep Research 16:538

Southmayd SE, Cairns J, Brunet D, Delva N (1987b) Spectral analysis of baseline sleep in depressed patients: relation to outcome of sleep deprivation and the "S-deficiency hypothesis". Sleep Research 16:537

Southmayd SE, David MM, Cairns J, Delva NJ, Letemendia FJ, Waldron JJ (1990) Sleep deprivation in depression: patterns of relapse and characteristics of preceding sleep. Biol Psychiatry 28:979-988

Southmayd SE, Kasurak P, MacDonald B, Waldron J (1992). Therapeutic sleep deprivation in a depressed patient: prolongation of response with concurrent thyroxine. Acta Psychiatr Scand 86:84-85

Spitzer RL, Endicott JE, Robins E (1977) Research diagnostic criteria for a selected group of functional disorders (3rd ed). New York State Psychiatric Institute Biomet Research, New york
Stoddard FJ, Post RM, Bunney WE (1977) Slow and rapid psychobiological alterations in a manic-depressive patient: clinical phenomenology. Br J Psychiat 130:72-78
Strouse TB, Szuba MP, Baxter LR (1992) Response to sleep deprivation in three women with postpartum psychosis. J Clin Psychiatry 53:204-206
Surridge-David M, MacLean A, Coulter M, Knowles J (1986) Mood change following an acute delay of sleep. Sleep Research 15:286
Svendsen K (1976) Sleep deprivation therapy in depression. Acta Psychiatr Scand 184-192
Sydor L (1986) Sleep deprivation effect on the clinical pattern and certain neurophysiological parameters of psychogenic depression syndromes. Psychiatr Pol 19:285-290
Szuba MP, Baxter LR, Fairbanks LA, Guze BH, Schwartz JM (1991) Effects of partial sleep deprivation on the diurnal variation of mood and motor activity in major depression. Biol Psychiatry 30:817-829
Taub JM (1981) Behavioural and psychobiological effects of ad-libitum extended-delayed sleep. In: Karacan I (ed) Psychophysiological aspects of sleep. Noyes, New Jersey, pp 10-25
Taub JM, Berger RJ (1973) Performance and mood following variations in the length and timing of sleep. Psychophysiology 10:559-570
Taub JM, Tanguay PE, Clarkson D (1976) Effects of daytime naps on performance and mood in a college student population. Journal of Abnormal Psychology 85:210-217
Tölle R (1981) Sleep deprivation and sleep treatment In: Van Praag HM, Lader MH, Rafaelsen OJ, Sachar EJ (eds) Handbook of biological psychiatry, part VI. Dekker, New York Basel, pp 473-495
Tölle R (1982) Psychiatrie (6.Aufl). Springer, Berlin Heidelberg New York
Tölle R (1991) Zur Tagesschwankung der Depressionssymptomatik. Fortschr Neurol Psychiat 59:103-116
Tölle R, Goetze U (1987) On the daily rhythm of depression symptomatology. Psychopathology 20:237-249
Trachsler E, Höchli D, Luckner N von, Woggon B (1985) Dexamethasone suppression test before and after partial sleep deprivation in depressed schizophrenic and schizoaffective patients. Pharmacopsychiatry 18:110-111
Vein AM, Levin YI (1991) Deprivatsiia sna i patologiia mozga (Sleep deprivation and brain pathology). Sov Med 11-14
Vogel GW (1975) A review of REM sleep deprivation. Arch Gen Psychiatry 32:749-761
Vogel GW (1981) Sleep deprivation. In: Van Praag HM, Lader MH, Rafaelsen OJ, Sachar EJ (eds) Handbook of biological psychiatry, part VI. Dekker, New York Basel, pp 497-507
Vogel GW (1983) Evidence for REM sleep deprivation as the mechanism of action of antidepressant drugs. Prog Neuropsychopharmacol Biol Psychiatry 7: 343-349
Vogel GW, Buffenstein A, Minter K, Hennessey A (1990) Drug effects on REM sleep and on endogenous depression. Neuroscience and Biobehavioral Reviews 14:49-63
Vogel GW, Thurmond A, Gibbons P, Sloan K, Boyd M, Walker M (1975) REM sleep reduction effects on depression syndromes. Arch Gen Psychiatry 32:765-777
Vogel GW, Vogel F, McAbee RS, Thurmond AJ (1980) Improvement of depression by REM sleep deprivation. New findings and a theory. Arch Gen Psychiatry 37:247-253
Vollmann J Berger M (1993) Sleep deprivation with consecutive sleep phase advance therapy in patients with major depression. A pilot study. Biol Psychiatry 33:54-57

Voss, A Kind, H (1974) Ambulante Behandlung endogener Depression durch Schlafentzug Schweiz Rundschau Med (PRAXIS) 63:564-565

Vovin RI, Fakturovich AI (1985) Sleep deprivation as a method of treating endogenous depression. Zh Nevropatol Psikhiatr 85:560-565

Vovin RY, Aksenova IO, Sverglov LS (1979) The use of sleep deprivation in the treatment of prolonged depressive states. Zh Nevropatol Psikhiatr 79:449-453

Waldmann KD, Hass S, Greger J (1979) Schlafentzug in der Therapie endogener Depressionen Dt Gesundh.-Wesen 34:2419-2421

Webb WB (1987) The proximal effects of two and four hour naps within extended performance without sleep. Psychophysiology 24:426-429

Webb WB, Agnew H (1974) The effects of a chronic limitation of sleep length. Psychophysiology 11:265-274

Wehr TA (1990) Efects of wakefulness and sleep on depression and mania. In: Montplaisir J, Godbout R (eds) Sleep and biological rhythms. Oxford University Press, New York

Wehr TA (1991) Sleep as heat: thermoregulatory mechanisms in therapeutic sleep deprivation. Sleep Research 20A:480

Wehr TA, Goodwin FK (1981) Biological rhythms and psychiatry In: Arieti S (ed) American handbook of psychiatry, advances and new directions, 2nd ed. Basic Books, New York, pp 46-74

Wehr TA, Goodwin FK, Wirz-Justice A, Breitmaier J, Craig C (1982) 48-hour sleep-wake cycles in manic-depressive illness: naturalistic observations and sleep deprivation experiments. Arch Gen Psychiatry 39:559-565

Wehr TA, Sack DA, Duncan WC, Mendelson WB, Rosenthal NE, Gillin JC, Goodwin FK (1985) Sleep and circadian rhythms in affective patients isolated from external time cues. Psychiatry Res 15:327-339

Wehr TA, Sack DA, Rosenthal NE (1987) Sleep reduction as a final common pathway in the genesis of mania. Am J Psychiatry 144:201-204

Wehr TA, Wirz-Justice A (1981) Internal coincidence model for sleep deprivation and depression. In: Koella WP (ed) Sleep 1980. Karger, Basel, pp 26-33

Wehr TA, Wirz-Justice A, Goodwin FK, Duncan W, Gillin JC (1979) Phase advance of the circadian sleep-wake cycle as an antidepressant. Science 206:710-713

West LJ, Janzen HH, Lester BK, Cornelison SS (1962) The psychosis of sleep deprivation. Ann NY Acad Sci 95:66-70

Wever RA (1979) The circadian system of man. Springer, New York

Whybrow PC, Prange AJ (1981) A hypothesis of thyroid-catecholamine-receptor interaction. Arch Gen Psychiatry 38:106

Wiegand M, Berger M (1989) Action of trimipramine on sleep and pituitary hormone secretion. Drugs 38 (Suppl1):35-42

Wiegand M, Berger M, Zulley J, Zerssen D von (1986) The effect of trimipramine on sleep in patients with major depressive disorder. Pharmacopsychiatry 19:198-199

Wiegand M, Matussek P (1991) Vorstellungen depressiver Patienten über die Ursachen ihrer Erkrankung. Psychother Psychosom Med Psychol 41:199-205

Wirz-Justice A, Pühringer W, Hole G (1976) Sleep deprivation and clomipramine in endogenous depression. Lancet ii:912

Wirz-Justice A, Pühringer W, Hole G (1979) Response to sleep deprivation as a predictor of therapeutic results with antidepressant drugs Am J Psychiatry 136:1222-1223

Wu JC, Bunney WE (1990) The biological basis of an antidepressant response to sleep deprivation and relapse: review and hypothesis. Am J Psychiatry 147:14-21

Wu JC, Gillin JC, Buchsbaum MS, Hershey T, Hazlett E, Sicotte N, Bunney WE (1991)

The effect of sleep deprivation on cerebral glucose metabolic rate in normal humans assessed with positron emission tomography. Sleep 14:155-162

Wu JC, Gillin JC, Buchsbaum MS, Hershey T, Johnson JC, Bunney WE (1992) Effect of sleep deprivation on brain metabolism of depressed patients Am J Psychiatry 149:538-543

Yamaguchi N, Maeda K, Kuromaru S (1978) The effects of sleep deprivation on the circadian rhythm of plasma cortisol levels in depressed patients. Folia Psychiatrica et Neurologica Japonica 32:479-487

Yang JD, Elphick M, Sharpley AL, Cowen PJ (1989) Effects of carbamazepine on sleep in healthy volunteers. Biol Psychiatry 26:324-328

Zander KJ, Lorenz A, Wahlländer B, Ackenheil M, Rüther E (1981) Biogenesis of the antidepressive effect of sleep deprivation. In: Koella WP (ed), Sleep 1980. Karger, Basel, pp 9-15

Zarcone V, Gulevich G, Dement W (1967) Sleep and electroconvulsive therapy. Arch Gen Psychiat 16:567-573

Zarcone VP, Benson KL, Berger PA (1987) Abnormal rapid eye movement latencies in schizophrenia. Arch Gen Psychiat 44:45-48

Zerssen D von (1983) Chronobiology of depression. In. Angst J (ed) The origins of depression: current concepts and approaches. Dahlem Konferenzen 1983. Springer, Berlin Heidelberg New York, pp 253-271

Zerssen D von, Doerr P, Emrich HM, Lund R, Pirke KM (1987) Diurnal variation of mood and the cortisol rhythms in depression and normal states of mind. Eur Arch Psychiatr Neurol Sci 237:36-45

Zerssen D von, Emrich HM, Dirlich G (1992) Periodic phenomena in affective illness with special reference to annual cycles. In: Emrich HM, Wiegand M (eds) Integrative Biological Psychiatry. Springer, Berlin Heidelberg New York, pp 181-205

Zerssen D von, Koeller DM (1976) Die Befindlichkeitsskala. Beltz, Weinhein

Zimanová J, Vojtechovsky M (1974) Sleep deprivation as a potentiation of antidepressive pharmacotherapy? Activ Nerv Sup (Praha) 16:188-189

Sachverzeichnis

Affektive Störung s. Depression
Antidepressiva 6, 26, 28, 29, 30, 38, 93
Blutdruck 7
Core sleep 32, 85, 89, 93
Cortisol 8, 25, 27
Demenz 12, 17, 93
Depression 1, 3, 6, 7, 9, 12, 15, 16, 19, 23-26, 28, 30-32, 35, 36, 39, 40, 42, 52, 56, 58, 60, 62, 82, 83, 86, 92, 93, 95
- endogene 9, 107
Desynchronisierung 24
Dexamethason-Suppressions-Test (DST) 3, 8, 15
Dopamin 8
Erholungsnacht 5-7, 9-11, 15, 16, 19, 60, 75, 76, 88, 92
Erwartung 3, 36, 53, 81, 86, 89
Fremdrating 38, 39, 47, 56, 58, 77
Hitze 5, 30
Hypersomnie 1, 20
Hypomanie 7
Insomnie 1
Krampfschwelle 5, 31
Kritische Phase 6, 87, 88
Lithium 11, 28, 38, 93
Manie 6, 7, 18-21, 77, 80, 91, 92
Nap 6, 16, 21, 27, 56-58, 60, 62, 64-74, 82-84, 86-90, 92, 94
Noradrenalin 8, 14, 25
Optional sleep 5, 32, 84, 88, 89, 92, 93
Overarousal 31
Oversleeping 20
Positronen-Emissions-Tomographie (PET) 15, 31
Phase advance 25, 110-112
Phasenverzögerung 25
Polysomnographie 1, 2, 41, 58, 60

Prolactin 8, 30
Prozeß S 26, 27, 89
Response 4-8, 10, 11, 13-16, 29, 35, 39, 45-55, 58, 60, 62, 67, 70, 76-83, 86, 94, 96, 97
- Prädiktor 14, 30, 73, 78, 79, 83, 97
Schlaf 1-4, 7, 9, 14-16, 18, 20-23, 25-33, 35, 36, 41, 52, 54, 55, 59-62, 64-67, 69-74, 82-87, 89-92, 94-98
-, REM-Schlaf 5, 6, 2, 3, 7, 9, 14, 22, 23, 25-29, 33, 41, 54, 55, 59-62, 64-67, 69, 71, 72, 73, 74, 82-84, 86, 87, 90, 97
- störung 1, 40, 52, 82
-, Tiefschlaf 6, 2, 14, 41, 54, 64, 66, 67, 69, 72, 73, 84-86
Schlafentzug 3-24, 26-32, 35, 36, 39-41, 45, 47, 49-53, 56, 58, 60, 62, 66, 67, 69, 71, 73-83, 85, 87-98
-, partieller 9, 20, 87
-, selektiver 9, 22, 27-29
Schlafphasenvorverlagerung 9, 10
Selbstrating 18, 38-40, 42, 43, 47, 58, 77
Sleep inertia 20, 21, 83, 84, 91
Stimmung 6, 17-19, 22, 39, 58, 62, 91
Tag-2-Response 6, 29, 76, 83, 85
Tagesschwankung 6, 7, 13, 14, 27, 35, 40, 50, 51, 58, 69, 78-80, 89
Tagschlaf 3, 5, 16, 21, 60, 67, 70-72, 74, 83-87, 90, 96, 97
Temperatur 7, 30, 90
Vitalsymptome 12, 13
Worn-out-Syndrom 20, 32, 91, 92

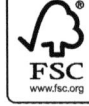

MIX
Papier aus verantwortungsvollen Quellen
Paper from responsible sources
FSC® C105338

If you have any concerns about our products,
you can contact us on
ProductSafety@springernature.com

In case Publisher is established outside the EU,
the EU authorized representative is:
**Springer Nature Customer Service Center GmbH
Europaplatz 3, 69115 Heidelberg, Germany**

Printed by Libri Plureos GmbH
in Hamburg, Germany